Hansjörg Znoj



# Komplizierte Trauer

2., überarbeitete Auflage

hogrefe

**Prof. Dr. Hansjörg Znoj**, geb. 1957. 1980–1987 Studium der Klinischen Psychologie in Bern. 1992 Promotion. 1993–1996 Forschungsaufenthalt an der University of California, San Francisco. Ausbildung in strategischer Kurzzeittherapie und systemischer Beratung am Mental Research Institute MRI, Palo Alto. 2001 Habilitation. 2002–2006 Assistenz-Professor an der Universität Bern. Seit 2006 a. o. Professor für Klinische Psychologie und Mitdirektor des Instituts für Psychologie an der Universität Bern. Forschungsschwerpunkte: Verarbeitung schwerer Lebensereignisse, Folgen chronischer Erkrankungen, Psychotherapieprozessforschung, Verarbeitung von sozialen Verlusten.



**Bibliografische Information der Deutschen Nationalbibliothek**
Die Deutsche Nationalbibliothek verzeichnet diese Publikation in der Deutschen Nationalbibliografie; detaillierte bibliografische Daten sind im Internet über http://dnb.dnb.de abrufbar.



Hogrefe Verlag GmbH & Co. KG
Merkelstraße 3
37085 Göttingen
Tel.: +49 551 99950 0
Fax: +49 551 99950 111
E-Mail: verlag@hogrefe.de
Internet: www.hogrefe.de

Satz: ARThür Grafik-Design & Kunst, Weimar
Druck: Media-Print Informationstechnologie GmbH, Paderborn
Printed in Germany
Auf säurefreiem Papier gedruckt

2., überarbeitete Auflage 2016

(E-Book-ISBN [PDF] 978-3-8409-2720-1; E-Book-ISBN [EPUB] 978-3-8444-2720-2)
ISBN 978-3-8017-2720-8
http://doi.org/10.1026/02720-000

# Komplizierte Trauer

**Fortschritte der Psychotherapie**
**Band 23**

Komplizierte Trauer

Prof. Dr. Hansjörg Znoj

# Inhaltsverzeichnis

# Einführung

**Fallbeispiel: 49-jährige Mutter (geschieden und berufstätig)**

Es ist ein Riesenunterschied zur Zeit der Krankheit und des Todes meiner Tochter und zu heute. Die erste Zeit war der Schmerz alles beherrschend. So groß, dass der Körper eine einzige, große, schmerzende Wunde war und die Gefühle und Gedanken darin gefangen waren. Man martert sich selber mit dem einen Wort „WARUM". (Habe heute begriffen, dass es darauf nie eine Antwort geben wird). Dazu kommt die große Frage, ob nicht eine andere Heilungsmethode Erfolg gehabt hätte. Diese Frage geistert auch heute noch manchmal in meinem Kopf herum.

Dann kam der Tag, wo ich merkte, dass die Beziehung zu meinem Sohn an einem gefährlichen Punkt angekommen war und dass er dringend Hilfe brauchte, genau wie ich. Das war der erste Schritt in unser heutiges Leben. Ich holte Hilfe bei meinem Hausarzt und ganz langsam kam ich von weit unten, Schritt für Schritt ans Licht. Ich merkte wieder, dass andere Leute auch Sorgen hatten, konnte endlich meinem Sohn helfen, seine Trauerarbeit zu beginnen und plötzlich konnten wir zusammen weinen, lachen usw. Das Leben hatte uns wieder; bewusster, zufriedener, glücklicher (mit weniger Forderungen).

Den Tod meiner Tochter empfinde ich heute noch als unfair und gemein, doch ich bin auch dankbar für die Zeit, die wir zusammen hatten. Sieben Jahre haben wir genossen, gelitten, gehofft und in dieser Zeit für unser Leben viel gelernt, durch die Krankheit meiner Tochter. Sie bleibt eine großartige Erinnerung von 0 bis 7 Jahre. Ich fühle sie und spüre sie noch heute, doch sieben Jahre Distanz bedeutet „entfremden" und auch das ist sehr schmerzlich.

Ich schreibe in der Ich-Form, da ich nur für mich sprechen kann, denn jeder Verlust wird anders empfunden. Trauer und Freude ist so vielfältig, wie es Menschen auf der Erde gibt!

Bei diesen vielen Fragen und während diesem Schreiben ist mein Körper wieder voll am flimmern und die Tränen bahnen sich auch ihren Weg. Traurig, dass es immer noch weh tut? Nein – nur erstaunt, dass die Verarbeitung nie aufhört und wir in dunklen Momenten immer mit Schicksalsschlägen hadern werden und das wird, so lange wir leben, so sein.

Die zweite Auflage dieses Leitfadens trägt den Entwicklungen in den letzten 10 Jahren Rechnung. Trauer und Trauerreaktionen wurden in der Wissenschaft stärker als zuvor beforscht und debattiert, es wurden zahlreiche

Forschungsergebnisse besonders für komplizierte oder prolongierte Formen der Trauer publiziert und in der jüngsten Revision des DSM (Diagnostic Statistical Manual) der APA (American Psychiatric Association, 2013) wurde die prolongierte Trauer als Diagnose zwar nicht aufgenommen, aber immerhin hinsichtlich ihrer Kriterien als Zustand, der weiterer Studien bedarf, unter dem Begriff „Persistent Complex Bereavement Disorder" eingeordnet. Damit wurde einerseits anerkannt, dass es in der Folge eines Verlustes zu psychischen Störungen kommen kann, andererseits wollte man offensichtlich die Trauer und ihre Reaktionsformen nicht pathologisieren.

Dieser Leitfaden richtet sich an Fachleute aus dem Gesundheitsbereich, die mit trauernden Menschen konfrontiert sind und Kriterien benötigen, die für oder gegen eine Therapie sprechen. Der Leitfaden soll die notwendigen therapeutischen Hilfsmittel bereit stellen, damit eine Therapie, falls notwendig, gelingen kann.

Obwohl es nur in seltenen Fällen notwendig ist, Trauerreaktionen therapeutisch zu begleiten oder Folgen eines menschlichen Verlustes psychologisch heilend zu behandeln, besteht ein großer Bedarf an Information. Übersichten zur Forschung auf dem Gebiet der Trauer zeigen die Komplexität des Themas auf und zugleich räumte die Forschung mit althergebrachten Vorstellungen auf, die im Zusammenhang mit der Verarbeitung einer Trauer genannt wurden (Stroebe, Hansson, Stroebe & Schut, 2001). Der vorliegende Band versucht, die wichtigsten Befunde der Trauerforschung praxisnah zu vermitteln. Die vielen Facetten und Formen der menschlichen Trauer erfordern ein individualisiertes und zugleich empirisch abgestütztes therapeutisches Vorgehen. Gefordert ist zudem eine starke Sensibilität für die Bedürfnisse trauernder Menschen, welche sich Hilfe suchend an Fachkräfte wenden. Das Trauern selbst ist keine „Krankheit", sondern ein natürlicher Vorgang, der neben großer Belastung auch positive Erfahrungen zulässt. Der Tod eines nahestehenden Menschen ist das einzige kritische Lebensereignis, für welches ein angeborenes Bewältigungsformat besteht. Trauern (zu können) ist zugleich Ausdruck des Verlustes wie auch die Bewältigung desselben. Es ist zu hoffen und aktiv zu fördern, dass Trauernde, die unter der hohen psychischen Belastung zu zerbrechen drohen, auch die Lebenskraft erleben können, die auf eine Zeit der Trauer folgt. Der Verlust einer nahestehenden Person oder eines Intimpartners verlangt eine hohe Anpassungsleistung. Langfristig wirkt sich dies weniger gravierend aus, als oft angenommen wird, aber es gibt Hinweise dafür, dass ein Verlust das Risiko für psychische und somatische Erkrankungen erhöht (Stroebe, Schut & Stroebe, 2007). Zudem existieren Situationen und Umstände, die die Verarbeitung eines Verlustes behindern.

Auf drei Aspekte, die in der Literatur bisweilen unzureichend behandelt werden, möchte dieser Band besonders eingehen. Diese drei Aspekte der Trauer sind (a) die Multidimensionalität der Trauer, (b) die starke Prägung der individuell gefühlten Trauer durch kulturelle Bedingungen und (c) die inhärente Adaptivität des Trauerns, welches zugleich Ausdruck des Schmerzes als auch der Anpassung und Weiterentwicklung ist. Aus dieser Betrachtungsweise folgt, dass eine Therapie einer schweren oder komplizierten Trauerreaktion notwendig individualisiert werden muss. Eine Trauerreaktion kann sich ebenfalls nach Trennungen oder Verlusten von Möglichkeiten oder Fähigkeiten einstellen wie sie sich beispielsweise nach Hirnverletzungen zeigen. Auch wenn in diesem Band darauf nicht explizit eingegangen wird, lassen sich doch viele Prinzipien der therapeutischen Intervention generalisieren (z. B. Hofer, Grosse Holtforth, Frischknecht & Znoj, 2010). Dieser Leitfaden soll sowohl Laien als auch professionellen Helfern unterschiedliche Möglichkeiten zur Behandlung von begleitenden Symptomen und zur Verarbeitung eines schweren Verlustes aufzeigen.

# 1 Beschreibung von Trauerformen

## 1.1 Die Trauerreaktion

**Begriff „Trauer“ ist von kulturellen Vorstellungen geprägt**

Der Begriff „Trauer“ ist besetzt von kulturellen Überlieferungen, die meist nicht dem individuellen Erleben entsprechen. Vielfach wird „Trauer“ metaphorisch als Bild einer ruhigen Winterlandschaft, eines Bächleins unter einer Eiskruste oder als entblätterter Baum umschrieben.

Diese Bilder sollen die Kontinuität des Lebens und die Trauer als einen Teil des Sterbens und Werdens in der Natur versinnbildlichen. Dieses Trauern gibt es so nicht; es ist ein Mythos, der wenig Raum für individuelle Gefühle zulässt. Gesellschaftliche Rituale sollen helfen, individuelle Gefühle zu fassen und in sozial akzeptierte Bahnen zu lenken. Weder Betroffene (aktuell Trauernde) noch potenziell Helfende (Familie, Freunde, Seelsorger, Ärzte oder Psychotherapeuten) sind vor solchen Vorstellungen gefeit. Gesellschaftliche Trauerformen und im Verlust erlebte Gefühle und entsprechende psychische Zustände sind nicht gleichzusetzen. Auch entspricht das „Trauern“ nicht dem Gefühl der Traurigkeit. Trauernde sind nicht immer in der Lage, sich traurig zu fühlen; das eigene Erleben wird oft als diskrepant zu den eigenen Vorstellungen und den gesellschaftlich geforderten Zuständen erlebt. Existierende Normen beinhalten zeitliche und örtliche Beschränkungen. Unter die zeitlichen Beschränkungen fallen beispielsweise „Schonzeiten“ des Arbeitgebers und zeitlich begrenzte Bestattungsrituale, unter die örtlichen Beschränkungen fallen Friedhöfe, Aufbahrungsorte und rituelle Begegnungsstätten.

**Sich in Trauer zu befinden, bedeutet nicht zwingend, sich traurig zu fühlen**

**Trauer findet in einem sozialen Kontext statt**

Trauernde befinden sich in der Regel in sozialen Verbänden, die ihrerseits Forderungen stellen. Eine Mutter, welche um ihren verstorbenen Mann trauert, hat Kinder, welche ernährt und gepflegt werden müssen und in ihrer Trauer gestützt werden sollen. Zusätzlich ist sie mit neuen Aufgaben konfrontiert, in die sie sich selbst erst einarbeiten muss. Neben den zahlreichen organisatorischen Aufgaben, welche unmittelbar mit dem Verlust zusammenhängen, stellen sich unter Umständen finanzielle Engpässe ein; allfällige Vorwürfe von Verwandten können zusätzliche Schwierigkeiten bedeuten. Diese Vielzahl von Anforderungen erlaubt oft gar nicht, sich der eigenen Gefühlslagen bewusst zu werden, geschweige denn, für sich selbst zu sorgen.

Die folgenden Beispiele zeigen Äußerungen von Menschen, die ihr Kind verloren haben:

- „Ein Teil in mir ist gestorben. Ich werde den Verlust das ganze Leben mit mir herumtragen.“

- „Für mich ist es, als hätte man mir ein Stück aus meinem Herzen herausgerissen."
- „Dem Tod waren fast fünf Jahre Behandlung vorangegangen. Schlimm: Das dauernde auf und ab, die Ungewissheit, das Hoffen und Bangen. Erlebnis des Todes war für mich und meine Frau sehr traumatisch, kein Gefühl von Erlösung, weder für sie (die verstorbene Tochter), noch für uns."
- „Andere (Bekannte) bekamen Kinder und ich brachte es nicht einmal fertig, in einen Kinderwagen zu schauen."
- „Es ist Wahnsinn."
- „Meine Gefühle sind abgestumpft."
- „Ich habe viel weniger Vertrauen in die Menschheit."
- „Ich bin enttäuscht von mir, habe Schuldgefühle."
- „Erlebe vor allem Hass und keinen Glauben."
- „Ich war erleichtert, als A. starb. Ich konnte nicht mehr sehen, wie sie die Kräfte verliert und nicht mehr lächelt. Ich habe gewusst, dass sie bei Gott in guten Händen ist."
- „Trauer, Wut und Zorn auf mich, die Ärzte und alle Beteiligten, dass ihm nicht mehr geholfen werden kann – in der ersten Zeit fiel ich total aus dem gewohnten Rhythmus heraus – Erleichterung, dass seine Qualen, Schmerzen und Leiden ein Ende haben."
- „Heute liebe ich ihn, wie als er noch lebte. Habe aber mein eigenes Leben wieder gut eingerichtet."

Es gibt keine genormte Trauerreaktion. Dennoch lassen sich Grundzüge der Trauerreaktion beschreiben. Die oben zitierte Aussage: „Ein Teil in mir ist gestorben, ich werden den Verlust das ganze Leben lang mit mir herumtragen", erscheint übertrieben, wenn es sich beim Verlust um einen entfernten, kaum bekannten Verwandten handelt. Als Aussage einer Mutter (64-jährig) bezüglich ihres jüngst verstorbenen Kindes erscheint uns jedoch auch die Fortführung des Gedanken – nämlich den Verlust das ganze Leben mit sich herumzutragen – zumindest verständlich, wenn auch nicht unbedingt nachvollziehbar.

**Trauer dauert länger und deren Ausdruck ist vielfältiger als allgemein angenommen**

Die Trauer dauert länger, als dies allgemein unter Laien und Fachpersonen angenommen wird. Im Gegensatz zur Auffassung, dass eine Trauer „aufgelöst" werden muss, bevor man sich wieder neuen Aufgaben oder Bindungen zuwenden kann, wird heute vertreten, dass das Erleben eines Verlustes in die persönliche Welt „eingebaut" werden soll. Der Verlust soll akzeptiert werden und es kann dem oder der Trauernden selbst überlassen sein, wie stark die Beziehung zur verstorbenen Person aufrechterhalten bleibt.

Die emotionale Belastung, die durch den Verlust einer nahestehenden Person ausgelöst wird, kann sich verschiedenartig äußern. Es kommen intensive Emotionen von Angst, Wut, Schuld und Trauer, aber auch Gefühle der emotionalen Leere, Kälte und Zustände von Erleichterung oder Einsamkeit vor. Auf der Verhaltensebene lassen sich Apathie, Hysterie, Betäubungsverhalten (Medikamente, Alkohol, Drogen), extensives Reizsuchen (auch sexuell), Selbstverletzungen (bis zum Suizid), Ess- und Schlafstörungen beobachten. Auf der kognitiven Ebene zeigen sich inhaltlich Verleugnung (nicht wahrhaben wollen) oder eine verzerrte Sichtweise auf die Realität, formal Gedankenleere und Gedankenrasen. Somatisch kann sich eine Trauer in Schmerzen, in motorischer Unruhe und Herz-Kreislaufstörungen äußern. Bei sehr intensiver Trauer können emotionale Regulationsvorgänge nachhaltig gestört werden. Dies beeinträchtigt die adaptive Funktion des emotionalen Erlebens; Trauernde verhalten sich deshalb nicht immer situationsadäquat in sozialen Kontexten. Langfristig kann dies zu psychischen Störungen führen. Eine Komplizierung der Trauer kann sowohl durch externale als auch personale Umstände erfolgen.

## 1.2 Definition der Trauerreaktion

### *Annahmen und Mythen*

In einer Übersichtsarbeit untersuchten Wortman und Cohen Silver (2001) die wichtigsten (oft irreführenden) Annahmen, die über die Bewältigung von Verlusten herrschen. Dazu gehören:

**Empirisch nicht bestätigte Annahmen**

- Nach einem Verlust folgt unvermeidlich eine hohe emotionale Belastung und eine Depression.
- Das Erleben intensiver emotionaler Belastung stellt eine notwendige Voraussetzung für den Heilungsprozess dar. Fehlt eine solche Reaktion, ist dies ein Zeichen einer pathologischen Entwicklung.
- Ein Verlust muss durchgearbeitet werden; die mit dem Verlust einhergehenden Veränderungen müssen emotional konfrontiert werden.
- Nach erfolgter „Trauerarbeit“ kommt es zu einer bleibenden Verbesserung des Zustandes und zu einer vollständigen Erholung des psychischen Befindens.
- Als Ergebnis erfolgreicher Trauerarbeit kann der Verlust nicht nur akzeptiert werden, sondern er bekommt auch eine Bedeutung für das eigene Leben.

Für einige dieser Annahmen lassen sich plausible Argumente finden, die meisten wurden jedoch empirisch nicht bestätigt. Beispielsweise findet die Annahme, dass (emotionale) Trauerarbeit notwendig zur Überwindung der Trauer und zur erfolgreichen Neuanpassung sei, empirisch keine Unterstützung. Dazu passt, dass Befunde existieren, die dafür sprechen, dass das Vermeiden von Gefühlen und Gefühlsreaktionen nach dem Verlustereignis sogar längerfristig adaptiv sein kann (Bonanno & Kaltman, 1999). Dennoch kann nicht geleugnet werden, dass hinter diesen Annahmen Beobachtungen stehen. Diese Beobachtungen basieren allerdings oft auf auffälligen Einzelfällen; die Schlussfolgerungen sind daher nicht unbedingt repräsentativ für die normale Trauerreaktion.

### 1.2.1 Erklärungsmodelle der Trauer

Seit langem gibt es Bemühungen, den Prozess der Trauer konzeptionell zu erfassen. Die Vorstellung, dass im Ablauf einer Trauer Phasen unterschieden werden können, entspricht einer generalisierenden Idealisierung, kann aber im therapeutischen Handeln heuristisch nützlich sein. Im Bemühen, in den Trauerprozess Struktur zu bringen, existieren unterschiedliche theoretische Konzeptionen, die im Folgenden kurz zusammengefasst werden.

#### *Phasenmodelle der Trauer*

Phasenmodelle sind beliebt und werden nicht nur von psychodynamisch orientierten Trauerforschern vertreten. Auch Bowlby's Phasen der Trauer lassen auf ein sequenzielles „normatives" Verständnis schließen. Empirisch gesicherte Belege für einen phasischen Trauerverlauf gibt es keine – sie sind auch nicht zu erwarten, weil diese Phasen nicht streng sequenziell ablaufen, sondern als Heuristiken dienen, welche als Orientierung für Trauernde gedacht sind.

**Phasische Trauerverläufe sind empirisch nicht nachgewiesen – sie sind dennoch heuristisch wertvoll**

Von Freud (1917) wurde als zentrale Aufgabe der Trauer die Ablösung der psychischen Energie von der verstorbenen Person postuliert. Die klassische Auffassung der Trauerarbeit besteht aus drei Phasen: (a) das Realisieren und Akzeptieren des Verlustes und das Bewältigen der mit dem Verlust verbundenen Umstände, (b) das eigentliche Trauern, welches mit dem Auflösen der emotionalen Bindung verbunden ist und (c) das Wiederaufnehmen des emotionalen Lebens, was oft mit der Aufnahme einer neuen, engen Beziehung verbunden ist.

Die (emotionale) Energie, die den Trauernden mit dem verstorbenen Person verbindet, muss demnach „abgezogen" werden, damit sich das emotionale Erleben stabilisieren kann und der Rückgang in die „Normalität" gewährleistet ist. Der Verlust ist dann verarbeitet, wenn die emotionale Bindung zur verstorbenen Person aufgehört hat zu bestehen.

#### *Bindungstheorie*

Die Bindungstheorie übernimmt im Wesentlichen die psychodynamischen Ansichten, erweitert sie jedoch, indem Trauer universal als Produkt einer biologisch determinierten Bindung betrachtet wird (Bowlby, 1980), welche nicht nur für Menschen Gültigkeit hat. Es liegen Befunde vor, die Trauerverhalten bei Primaten belegen. So hat man bei Rhesusaffen feststellen können, dass wichtige Neurotransmitter wie Katecholamine durch einen Verlust beeinflusst werden. In der Natur beobachtete Primatenkinder wurden nach dem Verlust ihrer Mutter zuerst emotional und motivational extrem beeinträchtigt und teilweise verstarben sie in der Folge auch. Der Verlust enger Bindungen stellt eine Gefährdung nicht nur der psychischen, sondern auch der physischen Gesundheit dar.

## *Biologische Perspektive*

Wie bereits erwähnt, kann die Trauer als eine Reaktion auf einen sozialen Verlust gesehen werden, für die ein Verarbeitungsformat vorliegt. Die Richtigkeit dieser Annahme wird durch Befunde aus der Primatenforschung gestützt. Soziale Wesen – wie es die Menschen sind – reagieren auf den Verlust eines nahestehenden anderen Wesens mit einer spezifischen Trauerreaktion, welche universell und gleichzeitig kulturell überformt ist.

**Trauerreaktion ist biologisch angelegt**

Dies spricht für eine biologische Anlage für das Trauern (McKinney, 1986). Eine solche Anlage hätte sich nicht durchgesetzt, wenn sie nicht adaptiv für das langfristige Überleben einer Spezies ist. Was macht aber die Adaptivität aus? Die Trauerreaktion löst bei vielen sozialen Tieren (wie beim Menschen) biologische Prozesse aus, welche das Überleben gefährden. Solche Reaktionen sind eine Schwächung des Immunsystems, vermehrte Ausschüttung von Stresshormonen (Corticostereoiden) und eine Verringerung der Samenproduktion beim männlichen Tier. Oft beobachtbar werden Appetitverlust, Schlafstörungen, sozialer Rückzug und sogar absichtliche Selbstverletzungen. Es wird argumentiert, dass diese Reaktionen die Kosten für die Fähigkeit sozialer Tiere sind, enge Bindungen einzugehen und es die Funktion der Trauer ist, soziale Bindungen auch dann aufrechtzuerhalten, wenn der Bindungspartner über längere Zeit abwesend ist. Dieser „Mechanismus“ erlaubt es, stabile Repräsentationen über wichtige Aspekte der Außenwelt zu haben. Trauer wird unter der biologischen Perspektive folgerichtig als „Nebenwirkung“ einer höchst adaptiven Eigenschaft gesehen, die es erlaubt, soziale Verbände aufrechtzuerhalten, auch wenn der Verband zeitlich und räumlich getrennt wird.

**Intensität der Trauerreaktion hängt hauptsächlich von der Qualität der Beziehung ab**

Aus diesen Überlegungen lässt sich schließen, dass die Stärke der Trauerreaktion in direkter Beziehung zum Verhältnis zur verstorbenen Person stehen muss. Tatsächlich bestimmt weniger die Todesart (Plötzlichkeit, andere Umstände), sondern die Beziehung zur verstorbenen Person die Trauerreaktion. Dabei spielen biologische Gründe (Nachkommenschaft) eine herausragende Rolle. Aus diesem Grund sind Partnerverluste oder die Verluste eigener Kinder besonders stressinduzierend. Es finden sich Hinweise für eine direkte Relation zwischen der Schwere der Trauerreaktion bei Kindsverlust und dem Wert der Reproduktivität des Kindes, nicht aber für das

Alter des Kindes. In der individuellen Trauer spielen neben kulturellen Überformungen und Anpassung an die neuen Lebensumstände biologische Faktoren eine wichtige Rolle.

## *„Continuing Bonds"-Theorie*

**Beziehung zur verstorbenen Person kann lebenslang weiterbestehen**

Im Gegensatz zu den psychodynamisch orientierten Phasenmodellen, welche die Auflösung der Trauer fordern, damit wieder neue Bindungen und Beziehungen eingegangen werden können, existiert in unserem Kulturkreis auch die Vorstellung, dass die Beziehung zur verstorbenen Person fortbestehen kann. Das schließt eine Anpassung an die veränderten Lebensumstände nicht aus. Die Auffassung der „Continuing Bonds" verurteilt den Trauernden nicht zu einem Leben in Isolation, sondern erlaubt den Aufbau neuer Beziehungen. Besonders die Arbeiten von Neimeyer (2001) haben gezeigt, dass die vorherrschende Aufgabe der Trauer darin besteht, dem Verlust eine neue Bedeutung zu geben. Diese als „Meaning Reconstruction" bezeichnete Aufgabe ist die Integration des Verlustes – der „repräsentierten Person" – in die Lebenswelt des Trauernden.

Das folgende Beispiel zeigt exemplarisch eine mögliche Trauerform, die unter dem Aspekt der kontinuierliche Bindung betrachtet werden kann. Im Beispiel wird das Verhalten einer Frau geschildert, welche ihren verstorben Gatten immer noch in ihre täglichen Entscheidungen einbezieht.

**Fallbeispiel: Eine „ kompartialisierte" Trauer**

Nach einem entbehrungsreichen, aber auch sehr erfüllten Leben verstarb der Ehemann mit 70 Jahren. Zurück blieb die alleinstehende Witwe. Der einzige Sohn war lange schon ausgewandert und kam mit seiner Familie nur einmal im Jahr für einige Tage oder höchstens zwei Wochen zu Besuch. Die Frau hatte plötzlich Aufgaben zu bewältigen, die sonst ihr Mann zu erledigen pflegte – wie grobe Arbeiten im Hause, Einkäufe oder Verhandlungen mit Käufern (das Ehepaar hatte noch einen relativ umfangreichen Obstgarten). Obwohl in tiefster Trauer, erledigte die Witwe die anstehenden Aufgaben gut und kompetent. Sie war in ihrem Umfeld beliebt und wurde oft auch um Rat angegangen. Kam aber der Sohn zu Besuch, fing sie an zu lamentieren und sich zu beklagen, wie alleingelassen sie sich fühle, wie sehr sie auf Hilfe angewiesen sei.

Der Besuch am Grab war für sie ein zuerst tägliches, dann wöchentliches Ritual geworden. Sie ging auf den Friedhof und beachtete auch die allgemeinen religiösen Feiertage – obwohl sie sich nicht als religiös betrachtete und sogar einen gewissen Groll gegen die Kirche hegte. Am Grab hatte sie ein ganz eigenes Ritual: Sie tätschelte den Grabstein, sprach leise und zärtlich mit dem Verstorbenen und berichtete ihm detailliert die Ereignisse der Woche. Dabei weinte sie leise und ließ sich von Umstehenden nicht beirren. War dieses intime Gespräch zu Ende, folgte das Ritual der Pflege der

Todesstätte. Dies schloss auch das umsichtige Pflegen des Gärtchens ein, das sie angelegt hatte, besonders der Blumen und Schnittblumen sowie das sorgfältige Harken der Kieselsteine. Nach Verlassen des Friedhofes war sie wieder die tüchtige, allseits beliebte Frau, die allerdings immer wieder – etwa beim Blumenschneiden im Garten – eine leise Zwiesprache mit dem verstorbenen Gatten pflegte.

Dieses Ritual bewahrte die Frau, solange sie selbst noch autonom war, bis weit über zehn Jahre über den Tod des Ehemanns hinaus. Bis zu ihrem Tod, fast 20 Jahre nach dem Verlust, blieb sie in engster Verbundenheit und freute sich – obwohl sie sich als ungläubig bezeichnete – auf die Wiedervereinigung mit ihm.

Dieses Beispiel für die weiter bestehende Bindung an den verstorbenen Partner zeigt eine „kompartialisierte" Trauer. Die Vielzahl täglicher Anforderungen erfordert zunehmend den Verzicht auf den emotionalen Teil der Trauer. Dieser wird zurückgedrängt und nimmt zeitlich immer weniger Platz ein. Bei passender Gelegenheit tritt die Trauer aber wieder auf und führt zu einer emotionalen Labilisierung. Die Trauer ist jedoch kontrolliert und ritualisiert, bei Bedarf kann sie zurückgestellt werden; die Tränen versiegen, sobald eine soziale Situation eintritt, die zur Trauer nicht kompatibel ist. Die Frau im Beispiel findet praktisch augenblicklich zu einer Stimmung, die situationsadäquat ist. Ein weiteres Beispiel stammt wiederum aus der Berner Untersuchung an Eltern von verstorbenen Kindern.

**Fallbeispiel: Eltern einer verstorbenen Tochter**

Die Frage der Autopsie musste geklärt werden, danach hätten wir sie nochmals sehen dürfen. Da ich aber beim Tod meiner Mutter fünf Jahre zuvor gespürt hatte, dass damals irgend etwas zu diesem Zeitpunkt „innerlich brach", wollte ich unsere Tochter lebend in Erinnerung behalten. Ich glaube, ich wäre sonst innerlich zerbrochen. Ich würde mich auch heute nochmals so entscheiden.

Im westlichen Kulturkreis können zwei konkurrierende Trauerauffassungen gefunden werden. Die kontinuierliche Form der Trauer besteht gleichwertig neben einer anderen, manchmal als „modern" bezeichneten Art des Trauerns, bei der die Beziehung zur verstorbenen Person innerhalb relativ kurzer Zeit (wenige Monate bis höchstens wenige Jahre) aufgelöst wird. In der romantischen Trauer wird die Beziehung zur verstorbenen Person nicht aufgelöst, sondern bleibt bestehen.

## *Duales Prozessmodell der Trauer*

Das von Stroebe und Schut (1999) vorgeschlagene duale Prozessmodell der Trauer erlaubt nicht nur, die zwei erwähnten kulturellen Trauerformen gleichwertig zu behandeln, sondern hat den Vorzug, bisher kaum integrierte Befunde zu erklären. Ein weiterer Vorzug besteht im Primat des Bewältigungsprozesses. Wie schon erwähnt, haben Bonanno und Mitarbeiter einen langfristig positiven Zusammenhang zwischen dem verbalen Vermeiden emotionaler Inhalte und der psychischen Gesundheit feststellen können (Bonanno & Kaltman, 1999). Eine nähere Betrachtung des verbalen Vermeidens der untersuchten Trauernden zeigt, dass nicht so sehr das Vermeiden der entscheidende Faktor für eine gute gesundheitliche Entwicklung war, sondern das Zulassen positiver Gefühle (Bonanno & Keltner, 1997). Trauernde, die in der Erinnerung an den verstorbenen Partner fähig sind, den Verlust nicht ausschließlich als belastend zu erleben, sondern ihn auch als Chance wahrzunehmen, verarbeiten den Verlust wesentlich besser und es gelingt ihnen früher, sich auf ein Leben nach dem Verlust einzustellen. Dies ist ein enorm wichtiges Ergebnis, weil es mit der Grundannahme des „Durcharbeitens" der Trauer kontrastiert. Das Regulieren der eigenen Gefühle wurde bisher zu sehr unter der Perspektive der Abwehr betrachtet. Schon Horowitz (1986) betrachtet jedoch das Dosieren – also die Kontrolle über die in der Trauer ausgelösten stressreichen Emotionen – als einen wichtigen Schritt bezüglich der Integration eines Verlustes. Gelingt dies nicht, können diese Gefühle chronifizieren, ähnlich dem Prozess, den Barlow (1988) für die Entstehung einer Angststörung postuliert hat. Es muss an dieser Stelle präzisiert werden, dass zu starkes Vermeiden oft konträre und paradoxe Effekte produziert. Das Unterdrücken von Gedanken unter kognitiver und emotionaler Belastung hat den gegenteiligen Effekt – der zu unterdrückende Inhalt drängt sich noch stärker ins Bewusstsein. Übertragen auf die Trauersituation kann das bedeuten, dass Trauernde, die ausschließlich *nicht* an den Verlust denken wollen, intrusiven Gedanken und entsprechenden Emotionen umso stärker ausgesetzt sind.

**Positive Gefühle spielen eine wichtige Rolle im Trauerprozess**

Das duale Prozessmodell erklärt das Vermeiden als funktional für die Integration des Verlustes. Da Trauernde sich zwar emotional und gedanklich mit dem Verlust auseinandersetzen, sich aber gleichzeitig um konkrete Anforderungen aus der Umwelt kümmern müssen, ist die beste Strategie, zwischen emotionaler Trauerarbeit und Orientierung auf neue Lebensziele abzuwechseln, oder zwischen den beiden Bereichen zu oszillieren (vgl. Abbildung 1).

**Das zu starke Vermeiden von negativen Gefühlen wirkt sich paradox aus**

Nach dem dualen Prozessmodell der Trauer hängt die erfolgreiche Adaption von einer gelungenen Balance von Trauerarbeit und aktiver Zuwendung zu neuen Aufgaben ab. Dauerndes (ruminatives) Beschäftigen mit dem Verlust kann zu einer Intensivierung der Trauerreaktion führen, zu starkes Vermeiden kann wiederum die langfristig erfolgreiche Adaption verhindern. Trauernde berichten, sich gedanklich ständig mit der verstorbenen Person zu beschäftigen. Diese oft als zwanghaft empfundene Beschäftigung kann zu Vermeidungsverhalten führen, kann aber auch einen neuen Zugang zu sich selbst und zur verstorbenen Person ermöglichen. Ruminatives Verhalten wird deshalb von einigen Autoren als notwendige Voraussetzung für einen adaptiven Prozess betrachtet (Calhoun, Cann, Tedeschi & McMillan,

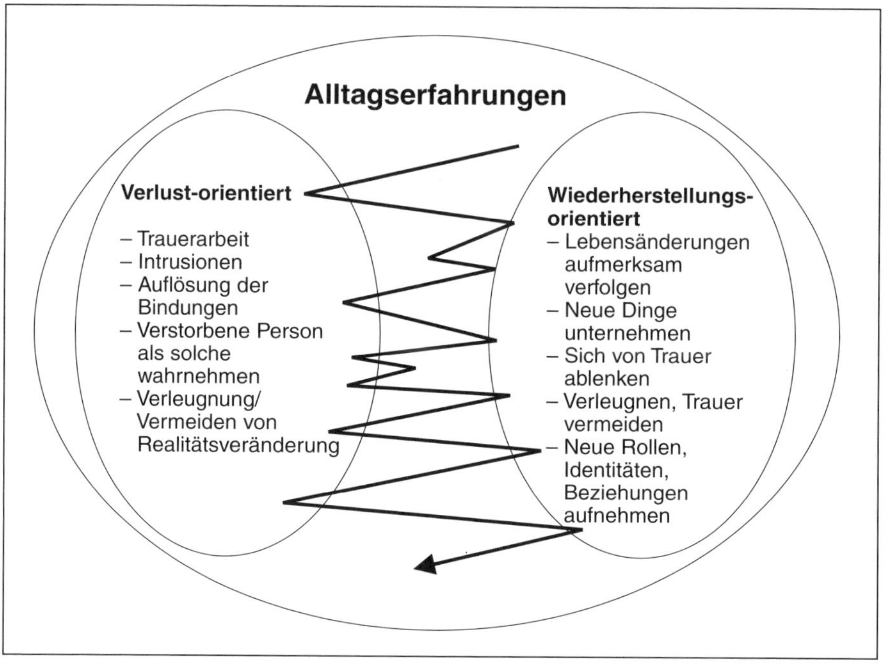


*Erklärung:* Im Modell wird verdeutlicht, dass die Bewältigungsarbeit einerseits darauf gerichtet ist, den Verlust in das eigene Bedutungssystem zu integrieren, andererseits darauf, sich den neuen Aufgaben zu stellen. Die Pfeile symbolisiren das Oszillieren zwischen diesen Polen.

**Abbildung 1:** Duales Prozessmodell der Trauerbewältigung nach Stroebe und Schut (2001)

2000). Hier offenbart sich die feine Linie zwischen erfolgreichem Bewältigen der Trauer und dem Scheitern. Die exzessive Beschäftigung mit dem Verlust und zu viel „Trauerarbeit" stellt einen erheblichen Risikofaktor für eine pathologische Entwicklung dar.

## *Trauer als Inkonsistenz bezüglich basaler Bedürfnisse*

Als Arbeitsmodell, welches einerseits die normale Trauerreaktion und anderseits die Komplizierung und damit das pathologische Potenzial eines Verlustereignisses erklären kann, dient das Funktionsmodell des psychischen Geschehens, wie es von Grawe (z. B. 1998) ausführlich beschrieben wurde (vgl. Abbildung 2). An oberster Ebene steht die Systemanforderung der Konsistenz. Das gesamte psychische System strebt nach Erhaltung eines Systemgleichgewichts, welches durch einen komplexen Regelvorgang zwischen den verschiedenen Ebenen des Erlebens und Verhaltens gewährleistet wird. Eine Ebene unter diesem Regelkreis stehen die wichtigsten mensch-

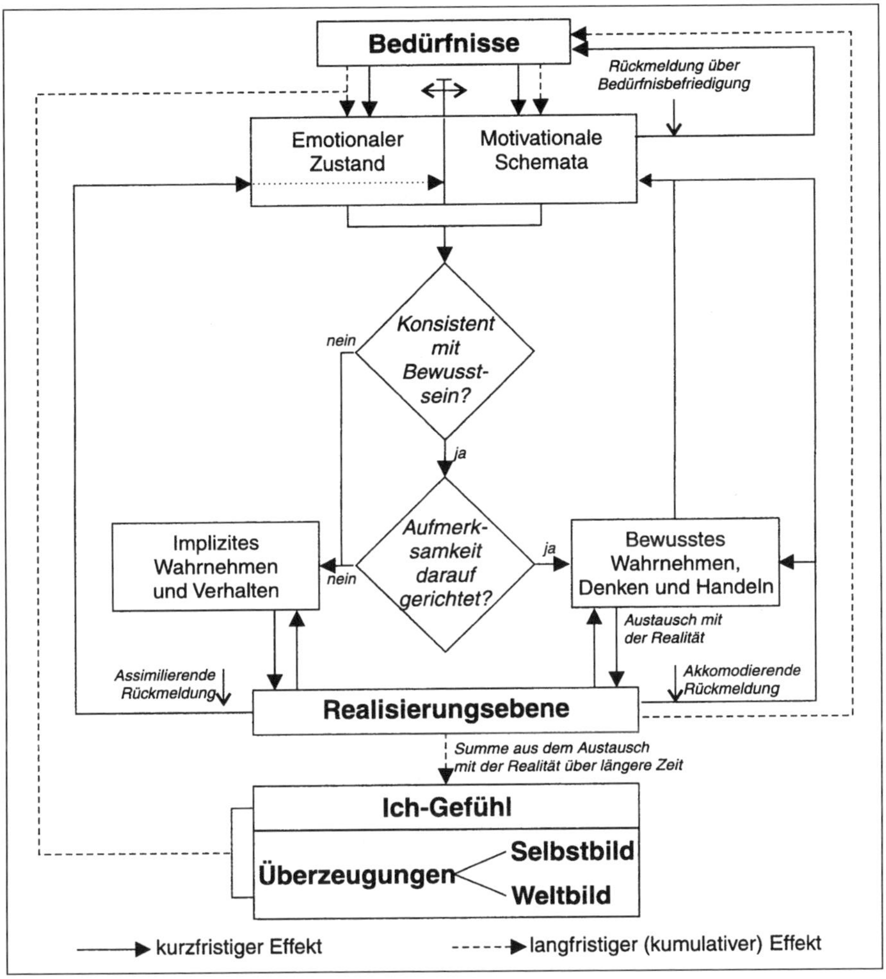


**Abbildung 2:** Funktionsmodell des psychischen Geschehens unter Berücksichtung der beiden unterschiedlichen Funktionsmodi sowie kurz- und langfristige Einflüsse

lichen Grundbedürfnisse und grundlegende Überzeugungen. Grawe (1998) postulierte vier Grundbedürfnisse, nämlich (a) das Bedürfnis nach Kontrolle und Sicherheit, (b) das Bedürfnis nach Lustgewinn und Unlustvermeidung, (c) das Bindungsbedürfnis und (d) das Bedürfnis nach Selbstwerterhöhung (Autonomie). Diese Bedürfnisse dienen als Referenzsystem für eine weitere Ebene, der Ebene der motivationalen Schemata. Vereinfacht gesprochen sind diese Schemata geronnene Erfahrungen der Umwelt x Bedürfnis Interaktion, sie sind hierarchisch geordnet und stellen das Übersetzungssystem für das Verhalten in Raum und Zeit (in bestimmten Kontexten) dar. Wenn ein Bedürfnis befriedigt werden soll, werden entsprechende motivationale Schemata aktiviert (Top-down-Aktivierung); es kommt zu Absichtsbildung (Intention), Motivation, Verhalten und Erleben. Das Verhaltenssystem ist rückgekoppelt mit dem System der motivationalen Schemata (Bottom-up-Aktivierung); d. h. Wahrnehmungen, selbst solche die unabhängig vom eigenen Verhalten gleichzeitig gemacht werden, werden in Bezug auf die aktivierten Schemata bewertet und in die weiteren Handlungen (Planung) einbezogen.

Motivationale Schemata können als geronnene Erfahrung (Gedächtnis) bezeichnet werden, wobei ein großer Teil dieses Erfahrungswissens impliziter Natur ist. Dazu gehören auch Erfahrungen, die das motivationale System auf Vermeidung ausrichten, weil Anteile dieses Erfahrungswissens mit aktiviert werden, die schlechte Erfahrungen mit potenziell bedürfnisbefriedigenden Intentionen gespeichert haben. Solche durch negative emotionale Erfahrungen geprägte Teilsysteme werden bei genügend starker Aktivierung virulent und können konstruktive Handlungsintentionen sabotieren. Man spricht in diesem Fall von einem Konfliktschema; angenommen wird dabei, dass in solchen Konfliktschemata immer auch die Annäherungskomponente aktiviert ist, dass diese aber nicht vollständig ausgeführt werden kann, weil der Schutz vor (emotionaler) Verletzung wichtiger ist als die Realisierung eines Bedürfnisses. Können Grundbedürfnisse dauerhaft nicht befriedigt werden, aktiviert das System eigendynamisch immer mehr Schemata, darunter auch problematische Schemastrukturen, bis die Konsistenz insgesamt gefährdet ist. Das System gerät in Stress und muss sich, um zu überleben, selbst stabilisieren. Grawe (1998) postuliert solche Stabilisierungsmaßnahmen als sogenannte Störungsattraktoren, die sich als Produkt neuronaler Erregungsbereitschaften (Zustände, welche das System schon eingenommen hat) selbst organisieren und, wenn sie sich gebildet haben, in der Lage sind, das System zumindest kurzfristig zu stabilisieren. Anders gesagt, eine psychische Störung besitzt die Eigenschaft, Inkonsistenzspannung zu reduzieren. Diese Spannungsreduktion kostet Freiheitsgrade – das psychische System kann sich weniger gut auf Bedürfnisse und Anforderungen der Umwelt einstellen, es verliert an Flexibilität, an Handlungs- und Erlebensspannbreite. Dafür ist die Aufmerksamkeit gebunden, der ursprüngliche Stressor stresst nicht mehr so stark.

Die Komplizierung der Trauer lässt sich durch dieses Modell hervorragend beschreiben: Ein Verlust einer Bindungsperson tangiert verschiedene Grundbedürfnisse, vor allem aber das Bedürfnis nach Bindung, geliebt zu werden und zu lieben. Die Bindung an einen geliebten Menschen ist auch ein biologischer Vorgang: Wenn wir uns verlieben, so „verschmelzen“ wir mit der anderen Person, es werden Körpersäfte ausgetauscht und das emotional-kognitive System wird mindestens zeitweise in einen Ausnahmezustand versetzt, der uns Nähe suchen lässt und Distanz als störend empfindet. Damit wird eine Repräsentation des anderen im „Selbst“ erreicht, die mit der Zeit als „erweitertes Ich“ erlebt wird und somit längere Trennungen ermöglicht, ohne die Verbundenheit zu stören. Im Fall der Trennung oder des Verlustes wird diese Verbundenheit aber zum Problem – die erlebte Realität ist diskrepant zur Erwartung; das Bindungsbedürfnis und deren Befriedigung ist verletzt. Weil diese Inkonsistenz nicht repariert werden kann, reagiert das psychische System wie oben beschrieben. Nun kann man aber annehmen, dass Verluste von Bindungspersonen in der Evolution so häufig aufgetreten sind, dass sich ein Verarbeitungsformat herausgebildet hat, Verluste ohne bleibende Schäden für das Individuum und Sozialwesen zu verarbeiten. Dies ist der Regelfall und somit besteht kein Anlass, Verluste oder Trauer zu pathologisieren.

Es gibt aber Faktoren, die eine „normale" Verarbeitung verhindern oder zumindest beitragen, dass eine solche Verarbeitung viel länger dauert oder nur teilweise gelingt. Dazu tragen die schon erwähnten Konfliktschemata bei, aber möglicherweise auch bereits aktivierte Störungsattraktoren, ungünstige Überzeugungen (Annahmen über die Welt und das Funktionieren in derselben) oder traumatische Begleitumstände, welche weitere Grundbedürfnisse verletzen.

## 1.3 Die komplizierte Trauerreaktion

Der Gedanke, die extreme Trauerreaktion selbst als pathologische Entwicklung zu sehen und von der einfachen Trauer zu trennen, ist relativ neu. Die emotionalen Folgen eines Verlustes sind schmerzhaft und können weitreichende Folgen für die emotionale und physische Gesundheit haben. Tabelle 1 unterscheidet eine einfache von einer komplizierten Trauerreaktion in verschiedenen Dimensionen.

**Komplizierte Trauer ist eine Form des allgemeinen Stresssyndroms**

Die Vertreter einer eigenen Diagnosekategorie für komplizierte Trauer betrachten die Symptome einer komplizierten Trauer als Form einer posttraumatischen Stressstörung. Typisch für diese Störung sind Symptome wie intrusive Gedanken und Gefühle, extreme Reizbarkeit und das Vermeiden spezifischer Trauerauslöser wie Orte oder Menschen, die mit der verstorbenen Person assoziiert sind. Dazu kommen Befunde, dass Trauernde oft nicht auf trizyklische Antidepressiva (wie Imipramin) mit oder ohne Kombination von interpersonaler Psychotherapie ansprechen, die sich in der Behandlung depressiver Störungen als wirksam erwiesen haben.

Viele Forscher sind sich einig darüber, dass eine Trauer vielfältige Formen annehmen kann und durch kulturelle Erwartungen geprägt ist. Aus diesem Grund fällt es nicht leicht, klare Kriterien wie Dauer oder Intensität verschiedener Anzeichen einer (komplizierten) Trauer festzulegen. Einigkeit besteht jedoch über das Vorkommen von trauerspezifischen Reaktionen, welche sich hinlänglich von anderen reaktiven Störungen unterscheiden lassen.

**Tabelle 1:** Schematischer Vergleich zwischen einer einfachen und einer komplizierten Trauerreaktion in den Dimensionen Verlauf, Symptomatik, physische Gesundheit und soziale Folgen

| | Einfache Trauerreaktion | Komplizierte Trauerreaktion |
|---|---|---|
| **Verlauf** | Allmähliche Anpassung an die neue Realität, vergleichsweise abnehmende Intensität der gefühlten Trauer. Anpassung an neue Wirklichkeit ohne die verstorbene Person gelingt. | Starke, impulsive emotionale Reaktionen wie Wut, Schuldgefühle und Angst. Manchmal verzögerte Trauerreaktion. Keine kontinuierliche Abnahme der Trauerintensität. Die Trauer wird oft nicht als Traurigkeit erlebt. Anpassung an neue Wirklichkeit gelingt nicht. |
| **Symptomatik** | Trauerreaktion mit Rückzug und häufigem Weinen. Der Ausdruck der Trauerreaktion ist stark von kulturellen Normen geprägt. | Selbstschädigendes Verhalten, Panikattacken, depressive Reaktion, exzessive Reizbarkeit, anhaltende und häufige Intrusionen, Gefühl innerlicher Leere und allgemeiner Sinnlosigkeit. |
| **Gesundheit** | Langfristig keine gesundheitlichen Folgen. | Schlaf- und Essstörungen, erhöhte Anfälligkeit für Infektionserkrankungen. |
| **Soziale Folgen** | Kurzfristig Rückzug aus dem gewohnten sozialen Umfeld, langfristig keine negativen Folgen. | Vernachlässigung des sozialen Netzes, Einbußen im Bereich des beruflichen Funktionierens, Vereinsamung. |

### 1.3.1 Diagnose

Zur Unterscheidung einer komplizierten von einer einfachen Trauer schlugen Horowitz, Siegel, Holen und Bonanno (1997) und Jacobs (1999) je eine eigene Definition vor. Beide Vorschläge halten sich an das Format des *Diagnostischen und Statistischen Manuals Psychischer Störungen* (DSM). Im DSM-5 (APA/Falkai et al., 2015, S. 1080 ff.) wird im Teil III auf eine „Störung durch eine anhaltende komplexe Trauerreaktion" (Persistent Complex Bereavement-Related Disorder) verwiesen und zudem die zeitliche Abgrenzung zur Major Depression aufgehoben. Im ICD-11-Entwurf wird hingegen die eigenständige „Anhaltende Trauer-Störung" (Maercker et al., 2013) beschrieben. Die wichtigsten Symptome sind hier starke Sehnsucht und Verlangen nach dem Verstorbenen sowie anhaltendes gedankliches Verhaftetsein (preoccupation) mit der verstorbenen Person und deren Tod. Dazu kommen weitere Symptome wie Schwierigkeiten, den Tod zu akzeptieren, Bitterkeit oder Ärger über den Verlust, Vermeidungsverhalten u. v. a. Neben der eigenständigen, aber erst als vorläufige Diagnose „anhaltende komplexe Trauerreaktion" aufgenommenen Kategorie erlaubt das DSM-5 (APA/Falkai et al., 2015) zwei weitere Möglichkeiten, Trauerreaktionen als Auslöser einer Störung zu diagnostizieren. Bei der Diagnose „Major Depression" entfällt das bisherige Ausschlusskriterium der akuten Trauer mit der Begründung, dass andere kritische Lebensereignisse in früheren Ausgaben des DSM kein Ausschlusskriterium darstellten. Die Kommentare legen allerdings Wert darauf, dass die Trauerreaktion sich hinreichend von einer Depression unterscheidet und warnen davor, eine „normale" Trauer als Depression zu diagnostizieren. Eine weitere Diagnosemöglichkeit ergibt sich über die Anpassungsstörung. Im DSM-5 (APA/Falkai et al., 2015, S. 391 ff.) kann die Anpassungsstörung spezifiziert werden, sogar länger als sechs Mo-

**Tabelle 2:** Vorschlag für diagnostische Kriterien für die verlängerte Trauer (prolonged grief disorder – PTG, von Prigerson et al., 2009, nach Maercker & Znoj, 2010)

| | |
|---|---|
| **A. Ereignis-Kriterium** | Die Person hat den Tod einer ihr nahestehenden Person erfahren. |
| **B. Trennungs-schmerz** | Die trauernde Person erlebt starken Trennungsschmerz fast alle Tage zu einem Grad, der sie in der täglichen Routine behindert. Der Schmerz äußert sich in starkem Verlangen nach der verstorbenen Person (sehnen, die Einsamkeit nicht aushalten können, sich nach der verstorbenen Person innerlich verzehren). |
| **C. Weitere kognitive, emotionale und behaviorale Symptome** | Als Reaktion auf den Verlust sind mindestens fünf der folgenden Symptome deutlich und in einem behindernden Sinn andauernd feststellbar:<br>1. Unsicherheit bezüglich der eigenen Rolle im Leben oder das Gefühl, das eigene Leben habe keinen Sinn mehr (z. B. das Gefühl, dass ein Teil des eigenen Selbst gestorben ist)<br>2. Schwierigkeiten, den Verlust akzeptieren zu können<br>3. Das Vermeiden von Hinweisen, die auf die Realität des Verlustes hindeuten sowie das Vermeiden von Gedanken, Aktivitäten oder Situationen, die intensive Emotionen, welche mit dem Verlust verbunden sind, auslösen können.<br>4. Unfähigkeit, anderen seit dem Verlust zu vertrauen oder sich alleine oder abgelöst von anderen zu empfinden<br>5. Bitterkeit oder Ärger gegenüber der verstorbenen Person<br>6. Schwierigkeiten, das eigene Leben fortzuführen (z. B. neue Beziehungen einzugehen, eigene Interessen zu verfolgen, das Gefühl, dass das Leben nicht länger die Möglichkeit zur Freude oder zur Befriedigung von Bedürfnissen bietet)<br>7. Emotionale Taubheit (Abwesenheit von Emotionen) seit dem Verlust<br>8. Das Gefühl, dass das eigene Leben seit dem Verlust unerfüllt, leer und bedeutungslos geworden ist<br>9. Das Gefühl von Fassungslosigkeit, Betäubung oder Schock seit dem Verlust |
| **D. Zeit-kriterium** | Die Diagnose kann frühestens sechs Monaten nach dem Verlust gestellt werden. |
| **E. Psycho-soziale Beein-trächtigungen** | Die Störung verursacht klinisch relevante Einbußen psychischen Funktionierens in sozialen Bereichen, im Beruf oder in anderen wichtigen Lebensbereichen |
| **F. Differenzial-diagnostik** | Die Störung kann gleichzeitig mit anderen Störungen wie Depression, Generalisierte Angst oder Posttraumatische Belastungsstörung auftreten, ist aber nicht durch diese besser beschrieben. |

nate nachdem die Ursache nicht länger wirksam ist. In diesem Fall ist die Anpassungsstörung „Related to Bereavement“ als mit Trauer zu spezifizieren. Dabei muss die Trauerreaktion gegenüber Normen (kulturelle, religiöse, oder altersspezifische) als inkonsistent oder unangemessen erscheinen.

Der erwähnte Vorschlag für die eigenständige diagnostische Kategorie „anhaltende komplexe Trauerreaktion“ geht zurück auf eine Konsensuspublikation der wichtigsten Forscher auf diesem Gebiet (Prigerson et al., 2009). Die Diagnosekriterien dieser Arbeitsgruppe sind in Tabelle 2 aufgeführt.

### *Wertung der Diagnosevorschläge*

**Die meisten Diagnosevorschläge betrachten die komplizierte Trauerreaktion als eine posttraumatische Reaktion**

Sowohl Horowitz et al. als auch Jacobs definieren komplizierte Trauer als Angststörung; Horowitz et al. als Form einer posttraumatischen Belastungsstörung, Jacobs als erwachsene Form einer Trennungsangst. Die ursprünglich vorgeschlagenen Diagnosekriterien unterscheiden sich vor allem in der stärkeren Betonung des Vermeidens durch die Horowitz-Gruppe und der höheren Bewertung des Gefühls der Sinnlosigkeit und der empfundenen Leere durch die Arbeitsgruppe um Jacobs. Auch wurden unterschiedliche Zeiträume für „komplizierte“ oder „traumatische“ Trauer angegeben. Während Horowitz und Mitarbeiter die Diagnose komplizierte Trauer erst nach 14 Monaten erlauben, lässt sich laut Jacobs und Prigerson die traumatische Trauer bereits nach zwei Monaten feststellen.

Die bestehenden Diskrepanzen wurden in den Entwürfen der neuen Diagnostikmanualen teilweise berücksicht, harren aber noch einer befriedigenden Lösung. Dies spiegelt sich in der fünften Ausgabe des DSM-Manuals deutlich wider.

Zur Unterscheidung einer einfachen von einer komplizierten Trauerreaktion eignet sich der Vorschlag der Arbeitsgruppe um Prigerson et al., 2009 (vgl. Tabelle 2), zumal dieser Vorschlag gemeinsam von den aktuell führenden Forschergruppen ausgearbeitet wurde.

**Merke: Welche Diagnose?**

Für die Abrechnung mit Kassen und Versicherungen sind die bereits erwähnten Diagnosen affektive Verstimmungen (F34.1 Dysthymia) unter Ausschluss der einfachen Trauer oder Anpassungsstörungen (ICD: F43.2) zu verwenden. Der Ausschluss einer Trauer macht es schwierig, nach ICD die Diagnose F34.21 (längere depressive Reaktion) zu stellen, da hierfür der Verlust mehr als zwei Jahre zurückliegen muss. Ebenfalls infrage kommen nach ICD-10 Andere affektive Störung (F38.8 = Restkategorie) und nicht näher bezeichnete anhaltende affektive Störung (F34.9). Dies sollte jedoch nur dann geschehen, wenn die Kriterien einer anderen Störung nicht gegeben sind.

Wenn das Vermeiden von mit der verstorbenen Person verbundenen Erinnerungen, Orten oder Gegenständen ein Leitsymptom darstellt, sollte die Diagnose „akute Belastungsstörung" (ICD F43.0) oder nach sechs Monaten „Posttraumatische Belastungsstörung" (ICD F43.1) vergeben werden.

Im DSM-5 gibt es mehrere Möglichkeiten, eine komplizierte Trauerreaktion einer diagnostischen Kategorie zuzuordnen – für die Diagnose Major Depression ist eine akute Trauer nicht weiter ein Ausschlusskriterium. Als Klinisches Erscheinungsbild mit weiterem Forschungsbedarf wird eine Störung durch eine „anhaltende komplexe Trauerreaktion" aufgeführt. Zudem gibt es weiterhin die Möglichkeit, eine Anpassungsstörung zu vergeben.

### *1.3.2 Epidemiologische Daten*

Für die komplizierte Trauer liegen bisher nur unzureichend epidemiologischen Daten vor. Frühere Schätzungen reichten bis hin zu 40 % aller Trauernden. Neue Untersuchungen zeigen, dass die Zahl deutlich geringer sein dürfte, wobei das Geschlecht auch einen Einfluss hat. Fujisawa und Mitarbeiter (2010) untersuchten in einer asiatischen Population Personen, die den Tod einer nahestehenden Person erlitten hatten und fanden 2 %, die das Vollbild einer komplizierten Trauer erfüllten sowie 3 %, die zwar nicht die Diagnosekriterien voll erfüllten, aber auffällige Werte aufwiesen. Kersting und Mitarbeiter (2011) fanden in einer deutschen Population deutlich höhere Prävalenzzahlen für Personen, die einen großen Verlust aufwiesen (57 % der urspünglichen Stichprobe), nämlich 7 % und für die generelle Bevölkerung 4 %. Diese Untersuchung ist insofern bemerkenswert als sie einen repräsentativen Querschnitt der deutschen Bevölkerung darstellt. Zudem ist erwähnenswert, dass bei den Personen mit einem großen Verlust das Ereignis durchschnittlich fast 10 Jahre zurücklag. Kersting und Mitarbeiter berichten einen Gendereffekt: Frauen tragen demnach fast ein doppelt so hohes Risiko für eine komplizierte Trauerreaktion. Zudem scheinen ältere Trauernde besonders betroffen zu sein. Dieser Befund wird durch eine Untersuchung von Newson und Mitarbeitern (2011) bestätigt, die unter älteren Trauernden eine hohe Prävalenzrate für komplizierte Trauer gefunden haben (mehr als 25 %). Als diagnostisches Instrument wurde in allen drei neueren Untersuchungen das ICG (Inventory of Complicated Grief) von Prigerson und Mitarbeitern (1995) verwendet, das auf den in Tabelle 2 vorgestellen Kriterien basiert.

## 1.4 Verlauf und Prognose

Verschiedene empirische Untersuchungen zeigen, dass auch die normale Trauerreaktion länger dauert als bisher angenommen. Zisook und Schuchter (1986) zeigten in ihrer Kohortenuntersuchung, dass die meisten Menschen mit Partnerverlust auch noch nach Jahren relativ hoch belastet waren. Obwohl nach vier Jahren keine der untersuchten Personen Schwierigkeiten hatte, den Verlust zu akzeptieren, beschäftigte sich jede sechste Person gedanklich ständig mit der verstorbenen Person und weniger als ein Drittel der untersuchten Personen berichtete eine der Zeit vor dem Verlust gleichkommende Arbeitsfähigkeit. Unterstrichen wird dieser Befund mit der Aussage, dass vier Jahre nach Partnerverlust nur 44 % der untersuchten Personen sich selbst eine gute Anpassung attestierten. Die Symptome eines großen Verlustes werden noch nach vielen Jahren berichtet. In einer Kohortenuntersuchung haben Carnelley und Mitarbeiter (2006) zeigen können, dass bestimmte Symptome wie die Häufigkeit unwillkürlicher Erinnerungen oder das Gefühl der Verbundenheit nur langsam abnehmen und häufig einen invers-exponenziellen Kurvenverlauf aufweisen. Das bedeutet, dass viele Trauernde ein Leben lang ihren Verlust mit sich tragen, der Verlust gewissermassen nicht komplett ausheilt. Das muss nicht heißen, dass die betroffenen Personen psychisch labilisiert sind, sondern kann bedeuten, dass die Trauer mit ihren Symptomen ein Teil ihrer persönlichen Erfahrungswelt geworden ist. Generell weisen Forschungsbefunde darauf hin, dass eine anfänglich hohe Trauerintensität eine hohe psychische Belastung etliche Jahre nach dem Ereignis voraussagt.

**Merke:**

Eine komplizierte Trauer ist oft ein chronischer Zustand, der sich durch eine über die Jahre kaum abzeichnende Verminderung der Belastung auszeichnet und vielfach von anderen psychischen und somatischen Symptomen begleitet ist.

## 1.5 Differenzialdiagnostische Aspekte

**Die natürliche Trauerreaktion lässt sich therapeutisch kaum beeinflussen**

Die Bemühung einer Unterscheidung der einfachen Trauer gegenüber Trauerformen, welche die normale Trauer übersteigen und für die Betroffenen langfristige negative Auswirkungen auf die Lebensqualität haben, ist um so wichtiger, als es bisher keine schlüssigen Therapiekonzepte gibt, welche die Trauerreaktion selbst nachhaltig beeinflussen. Je mehr die Trauer jedoch einen pathologischen Charakter aufweist und Formen einer posttraumatischen Reaktionen annimmt oder in eine Depression oder andere psychische Erkrankung mündet, desto wirksamer sind therapeutische Ansätze. Eine möglichst frühzeitige Unterscheidung der einfachen gegenüber der komplizierten Trauerform ist deshalb ein zentrales Anliegen klinischer Grundlagenforschung.

### *Abgrenzung zu affektiven Störungen*

Extreme Trauerreaktionen zeichnen sich durch Symptome wie emotionale, gedankliche oder bildliche Intrusionen, krampfartig erlebte emotionale Überflutungen und eine als „stressig“ erlebte Sehnsucht nach der verstorbenen Person aus. Die Symptome sind sowohl vom Inhalt als auch von der erlebten emotionalen Qualität deutlich von der depressiven Reaktion oder der Major Depression (MDD) unterscheidbar.

In manchen Fällen – besonders bei multiplen und plötzlichen Verlusten – können sich Gefühle der emotionalen Betäubung einstellen (Dissoziation).

**Gefühlsentfremdung**

Das fehlende Erleben intensiver Trauergefühle muss keineswegs ein erstes Anzeichen einer pathologischen Entwicklung sein. Allerdings kann es zu einer Gefühlsentfremdung kommen – vor allem bei traumatisch bedingten Verlusten. Solche dissoziativen Zustände beschrieb schon Lindemann (1944), wie folgendes Beispiel zeigt:

*„Ein Mädchen von 17 Jahren verlor beide Eltern und ihren Freund im Feuer und trug auch selbst schwere Verbrennungen davon, wovon auch die Lunge betroffen war. Während des ganzen Aufenthaltes im Spital war ihre Haltung frohgemut akzeptierend, ohne jedes Anzeichen einer (des Unglücks) entsprechenden psychischen Belastung. Bei ihrer Entlassung nach drei Wochen wirkte sie fröhlich, sprach schnell und ideenreich und konnte nicht abwarten, nach Hause zurückzukehren und die Rolle ihrer Eltern gegenüber ihren zwei jüngeren Geschwistern einzunehmen. Mit Ausnahme einer gewissen Einsamkeit klagte sie über keinerlei Symptome.“* (Lindemann, 1944, S. 144, Übersetzung durch den Autor)

Diese Periode ohne sichtbare Trauer dauerte nach Lindemann weitere zehn Wochen. Erst danach setzten die „echten“ Trauergefühle ein, welche durch depressive Zustände, somatische Begleiterscheinungen, häufigem Weinen und einer intensiven Auseinandersetzung mit ihren verstorbenen Eltern charakterisiert waren.

In einem dissoziativen Zustand sind nicht nur die negativen Gefühle nicht erlebbar, sondern auch die positiven. Dies kann mit einem erheblichen Verstärkerverlust einhergehen; damit droht eine Chronifizierung und die Wahrscheinlichkeit einer depressiven Entwicklung wird erhöht. Tatsächlich ist, wie im Kapitel 1.6 angeführt, die Abgrenzung von komplizierten Trauerformen gegenüber der Depression nicht einfach. Während jedoch in der Depression das emotionale Erleben flach und der positiven Emotionsqualität oft gänzlich beraubt ist, ist in der Trauer – gerade auch in der intensiven

Trauer – das Emotionserleben turbulent und durch anfallsartige Gefühlswallungen charakterisiert. Die kognitiven Denkstörungen, die sehr wohl auch in der Trauer vorkommen können, unterscheiden sich vor allem dadurch, dass die Gedanken bezüglich der Sinn- und Hoffnungslosigkeit oder Schuld einen engen Bezug zur verstorbenen Person haben.

## Abgrenzungen zu posttraumatischen Belastungsstörungen (PTBS)

**Die Abgrenzung von komplizierter Trauer gegenüber einer PTBS ist schwierig, aber unkritisch**

Die Unterscheidung komplizierter Trauerformen gegenüber der posttraumatischen Belastungsreaktion ist schwierig, besonders wenn der Verlust sehr plötzlich und unter traumatisierenden Umständen erfolgt ist. Dies wird von Horowitz und Mitarbeitern (1997) deshalb nicht kritisch gewertet, weil die komplizierte oder pathologische Trauer neben den akuten und posttraumatischen Stressstörungen, der dissoziativen Amnesie sowie der Anpassungsstörung als eine Unterklasse des allgemeinen Stress-Response-Syndroms (Horowitz, 1986) betrachtet wird.

Die Konzeption der Trauer als kritisches oder gar traumatisches Lebensereignis wurde bereits erwähnt. Ein entscheidender Unterschied zur PTBS ist, dass es in der Trauer oftmals leichter fällt, das Ereignis nachvollziehend zu verstehen. Verschiedene Autoren konnten jedoch empirisch zeigen, dass unnatürliche, durch Gewalt verursachte Verluste in sehr viel höherem Ausmaß eine posttraumatische Belastungsstörung hervorrufen als natürliche Verluste (Zisook, Chentsova-Dutton & Shuchter, 1998). Auch die Arbeiten von Janoff-Bulman (1992) weisen darauf hin, dass das Erleiden eines menschlichen Verlustes in manchen Fällen zu ähnlichen Symptomen führen kann wie sie von anderen kritischen Lebensereignissen wie Vergewaltigung, Folter oder bewaffneten Überfällen bekannt sind. Es kann davon ausgegangen werden, dass die Umstände – besonders bei durch Mord, Suiziden, Terroranschlägen oder anderen „Man made"-Katastrophen verursachten Todesfällen – zu einer Komplizierung der Trauerreaktion führen können.

## Abgrenzungen zu anderen Angststörungen

In der Trauerreaktion sind Panikattacken keine Seltenheit (Jacobs et al., 1990). Dies kann zu einer Agoraphobie führen. Im Fall starken Angsterlebens droht eine Chronifizierung. Der Mechanismus führt auch hier über die Vermeidung der realen (oder vermeintlichen) Quellen dieser starken Angstgefühle. Angstsymptome kommen in der Trauer häufig vor und sie nehmen auch nicht schnell ab. Differenzialdiagnostische Hinweise ergeben sich vor allem aus dem Angstinhalt. Frühere Angststörungen scheinen der wichtigste

Prädiktor für das Vorkommen von Angstsymptomen in der Trauer zu sein (Jacobs, 1999). Es existieren keine Angaben darüber, ob und in welchem Ausmaß Angstsymptome nach dem ersten Jahr eines Verlustereignisses vorkommen oder wie sich die allgemeine Angstsymptomatik während der Trauer verändert.

## 1.6 Komorbidität

Die häufigsten komorbiden Störungen einer Trauer sind Angststörungen – vor allem posttraumatische Belastungsstörungen – und Depression. Solange allerdings klare Angaben über das Vorliegen einer komplizierter Trauer mangels einer einheitlichen Klassifikation nicht möglich sind, kann die Prävalenzfrage für komplizierte Trauer und der komorbiden Störungen nicht abschließend geklärt werden.

### *Posttraumatische Belastungsstörung*

Die Prävalenzraten für die posttraumatischen Leitsymptome (Intrusion und Vermeidung) sind hoch, so erreichten in der Berner Untersuchung zum Kindstod fast die Hälfte der Eltern Werte auf der Intrusionsskala, die für eine posttraumatische Reaktion sprechen. Hingegen schienen sie weniger zu vermeiden. Dennoch teilen die posttraumatische Belastungsreaktion und die komplizierte Trauer Gemeinsamkeiten. Vor allem haben die intrusiven Gefühle und Gedanken eine ähnliche Qualität insofern, als sie die betroffene Person in einen mentalen Zustand versetzen, über den sie keinen oder nur wenig Kontrolle haben. Die Komorbiditätsrate für PTBS scheint aufgrund der wenigen erhältlichen Untersuchungen jedoch geringer zu sein als für Depression (Jacobs, 1999). Dies wird auch durch die Untersuchung von Simon und Mitarbeitern (2007) bestätigt, die bei vorliegender Diagnose einer komplizierten Trauer eine aktuelle Komorbidität für PTBS mit 48.5 % angeben.

### *Depression*

**Viele kompliziert Trauernde weisen eine Lebenszeitprävalenz für Angst und Depression auf**

In einer Längsschnittstudie zeigten Zisook und Mitarbeiter (Zisook, Schuchter, Sledge, Paulus & Judd, 1994) auf, dass lang andauernde Trauer mit erhöhten depressiven Symptomen einhergeht. Mehr als 20 % der trauernden Witwen und Witwer wiesen die Symptome einer Major Depression (MDD) auf, nach 13 Monaten waren es 12 % und nach 25 Monaten noch 7 %. In dieser Untersuchung litten auch nach zwei Jahren noch 18 % aller untersuchten Personen an einer klinisch relevanten Depression.

Horowitz und Mitarbeiter (1997) berichten, dass von den Personen, die als kompliziert Trauernde diagnostiziert wurden, 21 % gleichzeitig auch eine majore Depression aufwiesen. Darüber hinaus erfüllten 79 % aller kompliziert Trauernden die diagnostischen Kriterien einer Lebenszeitprävalenz von MDD. Daraus wird geschlossen, dass eine depressive Veranlagung die Wahrscheinlichkeit einer komplizierten Trauerreaktion massiv erhöht. Die Angaben anderer Forschungsgruppen für eine vorliegende Depression bewegen sich zwischen 14 % (Zisook et al., 1994) und 94 % (Kim & Jacobs, 1991). Es kann angenommen werden, dass die zutreffende Komorbiditätsrate dazwischen liegt. Simon und Mitarbeiter (2007) berichten eine aktuelle Komorbidität mit MDD von 55 %. Epidemiologische Untersuchungen kommen zum Schluss, dass allgemeine Lebensereignisse etwa zehn Prozent der Varianz an depressiven Erkrankungen ausmachen (Brown & Harris, 1986).

**Merke:**

Therapeuten sollten sich in jedem Fall versichern, ob zusätzlich zur Trauer eine depressive Störung vorliegt. Umgekehrt sollte beim Vorliegen einer ausgeprägten depressiven Symptomatik auf Verlustereignisse Bezug genommen werden.

## *Andere Angststörungen*

In der Untersuchung von Kim und Jacobs (1991) wurden neben den diagnostischen Kriterien für pathologische Trauer und Depression auch die diagnostischen Kriterien für Angststörungen mit erhoben. Für die generalisierte Angststörungen wurde eine Komorbiditätsrate von 82 % ermittelt. Über ein Drittel (36 %) aller kompliziert Trauernden wiesen zudem eine Panikstörung auf. Andersherum wurden in dieser Untersuchung 80 % derjenigen, die eine Panikstörung aufwiesen, als kompliziert Trauernde identifiziert. Diese Angaben sind allerdings nach neueren Zahlen deutlich zu hoch gegriffen, nach Simon und Mitarbeitern (2007) liegt die aktuelle Komorbidität mit irgendeiner Angststörung bei etwa 60 % und mit einer Panikstörung bei etwa 14 %.

## *Substanzmissbrauch*

Alkohol- und Substanzmissbrauch stellt ein weiteres Komorbiditätsrisiko dar. In der Folge eines Verlustes ist das Risiko von Substanzmissbrauch erhöht (Jacobs, 1999). Dieser Substanzmissbrauch kann als Versuch der emotionalen Selbstregulation betrachtet werden. Liegt bereits eine frühere Suchtdisposition vor, kann es leicht zu einer schweren Abhängigkeit kommen. Männer scheinen dafür gefährdeter zu sein als Frauen, zumindest wenn gleichzeitig eine Diagnose für MDD vorliegt. Sung und Mitarbeiter (2011) fanden eine hohe Komorbiditätsrate mit Alkoholabhängigkeit bei gleichzeitig vorliegender komplizierten Trauer und MDD von über 42 % bei Männern und 37 % bei Frauen. Auch die aktuelle Komorbiditätsrate von Substanzmissbrauch ist gerade bei gleichzeitig vorliegender Depression bei beiden Geschlechtern erhöht (Lebenszeitpävalenz um 18 %). Bei einer akuten Problematik sollte der Missbrauch vordringlich therapeutisch angegangen werden.

## *Suizid und andere Risiken*

Das Risiko für Suizid ist bei Trauernden generell erhöht, besonders aber nach einem Partnerverlust oder nach dem Verlust eines Elternteils. Erhöht wird die Suizidalität in der Trauer durch weitere Faktoren wie alleine wohnen, Einsamkeit und wenig soziale Ressourcen sowie Substanzmissbrauch, agitierte Depression oder der Zugang zu einer Waffe.

**Das Risiko für Suizid ist in der Trauer erhöht**

Bei besonders risikobehafteten Populationen (multiple Verluste, Suizid, Mord, Verluste unter traumatisierenden Umständen) sind unter Umständen frühe Interventionen angezeigt, besonders, wenn Anzeichen einer intensiven Symptomatik vorliegen oder wenn dissoziative Prozesse erkennbar sind. Über die Wirkung von Psychotherapie bei Komorbidität einer psychischen Störung bei gleichzeitig vorliegender Trauer ist noch zu wenig bekannt. Zu beachten ist ebenfalls, dass bei den bisher vorliegenden Studien keine methodologischen Vorkehrungen getroffen wurden, die Prävalenzen gleichzeitig vorliegender komorbider Störungen durch epidemiologische Daten oder einer gemachten Stichprobe zu kontrollieren. Die Angaben zur hohen Komorbidität anderer psychischen Störungen bei komplizierten Trauerformen sind jedoch ein Indiz nicht nur für die außergewöhnlich hohe Belastung in bestimmten Trauerfällen, sondern können den Therapeuten auch Hinweise für die Behandlung liefern.

## *Schizophrenie*

Die Trauer stellt keinen bekannten Risikofaktor für das Neu- oder Wiederauftreten einer Schizophrenie dar (Jacobs, 1999). Dies ist insofern wichtig, als viele Symptome, die im Zusammenhang mit einer intensive Trauer vorkommen können, dem Trauernden den Eindruck vermitteln, „verrückt“ zu werden oder die Kontrolle über das Bewusstsein zu verlieren. Für Therapeuten ist dies ein wichtiger Hinweis, bei der Schilderungen komplexer Symptome wie akustischen oder visuellen Visionen, welche in der Trauer

**Trauer ist kein bekannter Risikofaktor für Schizophrenie**

vorkommen können, nicht gleich an eine ernsthafte Erkrankung zu denken. Umgekehrt besteht kein Grund, schizophren erkrankte Menschen vor der Trauer „zu schützen", etwa indem die Teilnahme am Begräbnis, an Trauerritualen oder Erinnerungszusammenkünften verhindert wird.

## 1.7 Diagnostische Verfahren und Dokumentationshilfen

**Validierte Fragebögen können als Hilfe für die Diagnose einer komplizierten Trauer eingesetzt werden**

Deutschsprachige Verfahren zur Erfassung der Trauerreaktion waren bis vor kurzem kaum erhältlich. Dies hat sich verändert. So liegt eine auf dem „Texas Revised Inventory of Grief (TRIG)" (Faschingbauer, 1981, Faschingbauer et al., 1987) basierende deutschsprachige Version des Fragebogens vor (Znoj, 2008b, vgl. Anhang, S. 96). Wittkowski (2013) hat das „Würzburger Trauerinventar (WÜTI)" entwickelt, welches das Verlusterleben mehrdimensional erfasst. Ein weiteres validiertes und sehr bekanntes Instrument zur Erfassung der Trauerreaktion ist das „Inventory of Complicated Grief – Revised (ICG-R)" von Prigerson et al. (1995, 2009). Auch zu diesem Instrument ist inzwischen eine validierte deutschsprachige Fassung erhältlich (ICG-D, Lumbeck, Brandstätter & Geissner, 2012, vgl. Anhang, S. 97).

Das TRIG (Faschingbauer, 1981) ist als Fragebogen konstruiert und gut geeignet, die Intensität einer Trauerreaktion zu erfassen. Der Fragebogen besteht aus einer Sammlung von Aussagen, die im Zusammenhang mit Trauer häufig beobachtet werden. Beispiele solcher Reaktionen sind:

- Ich weine immer noch, wenn ich an die verstorbene Person denke.
- Ich kann den Tod dieser Person nicht akzeptieren.
- Sogar jetzt tut es noch sehr weh, wenn ich mich an die verstorbene Person erinnere.
- Ich denke oft an die verstorbene Person.

Die Aussagensammlung des TRIG misst die Intensität des Trauererlebens, unterscheidet aber nicht zwischen einfacher und komplizierter Trauer. Es existieren keine Richtwerte, welche Hinweise auf eine abnorme Trauerreaktion geben könnten. Verschiedentlich wurden neben dem TRIG (Faschingbauer, 1981) weitere Selbstbeurteilungsinstrumente verwendet. Beispiele für solche Verfahren sind das „Reaction to Loss Inventory (RLI)" von Horowitz und Mitarbeitern (1991) oder das bereits erwähnte „Inventory of Complicated Grief (ICG)" von Prigerson und Mitarbeiter (1995). Für das ICG existieren etablierte Cut-off-Werte für eine komplizierte Trauerreaktion: In der Originalversion von Prigerson und Mitarbeiter (1995) wurde der Cut-off-Wert mit 25 Punkten angegeben, andere Forschungsgruppen empfehlen dagegen einen höheren Wert von mindestens 30 Punkten. Ganz auf eine quantitative Grenzwertfestlegung verzichtet das WÜTI (Wittkowski, 2013). Obwohl hier für Geschlechter differenziert Prozentränge für die einzelnen Skalen ausgerechnet werden können, sollen besonders hohe oder tiefe Prozentränge nicht als Diagnose für eine komplizierte Trauerreaktion gewertet werden, sondern dem Kliniker Hinweise für das allfällige therapeutische Intervenieren geben. Diesem Ansatz ist auch der vorliegende Leitfaden verpflichtet: Da der Prozess des Trauerns nicht einfach als dysfunktionales Emotionsgeschehen betrachtet werden kann, sondern viele Lebensbereiche betrifft, ist es in sich mehrschichtig und verlangt vom Kliniker ein differenzielles Vorgehen.

# 2 Störungstheorien und Störungsmodell

Die folgenden Ausführungen sind als Rahmentheorie zu verstehen, die das Verständnis der in der Therapie der komplizierten Trauer vorkommenden Phänomene erleichtern soll. Daraus können für die Therapie konkrete Vorgehensweisen abgeleitet werden, die dem individuellen Fallverständnis entsprechen. Die komplizierte Trauer ist eine übersteigerte und/oder prolongierte Form der natürlichen Trauerreaktion. Die Komplizierung kann beispielsweise durch Überlagerung einer bestehenden psychischen Störung entstehen. Weiter kann die Verlusterfahrung ein Schema aktivieren, in welchem implizit andere Verlusterfahrungen oder Zurückweisungen gespeichert sind und damit den aktuellen Verlust verstärken und zu dysfunktionalen Reaktionen führen. Der erlittene Verlust hat für jeden Trauernden eine individuelle Bedeutung. Wenn sehr viele Bedürfnisse vom Verlust betroffen sind, kann dies das psychische System in ein Ungleichgewicht bringen und Störungen verursachen. Beispielsweise kann das Bedrohungspotenzial so groß sein, dass der Verlust selbst vom Bewusstsein teilweise ausgeklammert wird und es zu dissoziativen Erlebniswelten kommt.

Störungen der Trauerverarbeitung sind von der funktionalen Ebene des Verlustes zu trennen – eine komplizierte Trauer ist dadurch charakterisiert, dass einzelne Schritte oder Phasen der Trauerverarbeitung nicht abgeschlossen werden können. Auf einer weiteren Ebene werden spezifische Bewältigungsprozesse betrachtet. Nach dem allgemeinen Copingmodell dienen solche Bewältigungsprozesse dazu, adaptiv auf spezifische, den individuellen Zielen entgegenlaufende Situationen zu reagieren. In der Trauer sind diese (meist implizit repräsentierten) Prozesse nicht immer adaptiv und können (a) zu somatischen und (b) zu psychischen Problemen führen.

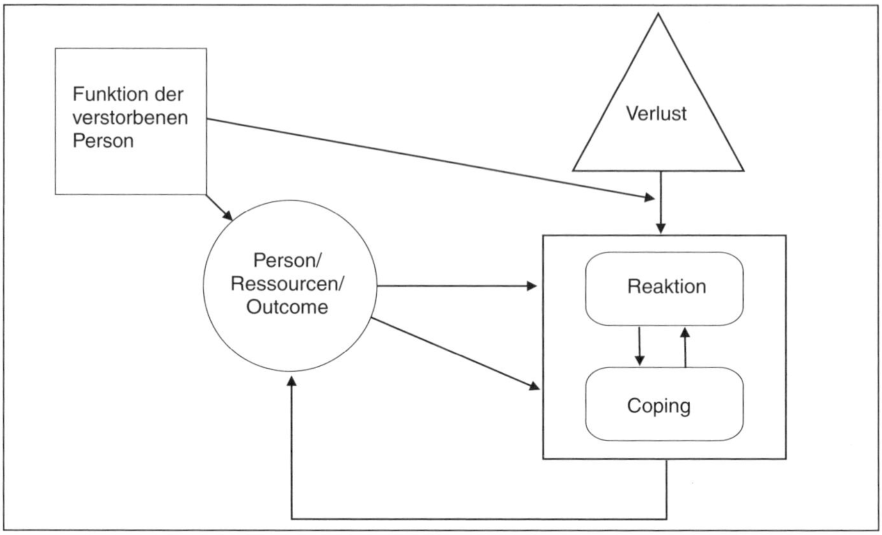


**Abbildung 3:** Rahmenmodell der Trauerverarbeitung

Im Modell wird das Ausmaß des Verlustes von der Funktion der verstorbenen Person (oder verlorenen Sache) abhängig gemacht (vgl. Abbildung 3). Das Erleben des Verlustes führt zu einer ersten Reaktion (Schock). Diese Reaktion wird moderiert durch verschiedene Bewältigungsaktivitäten (Coping). Das Wechselspiel zwischen Realisierung des Verlustes und Bewältigung wird als Trauerverarbeitung bezeichnet. Diese Bewältigungsprozesse werden wiederum von verschiedenen Faktoren (Risikofaktoren) beeinflusst. Wenn diese Bewältigungsprozesse nicht zu einer Stabilisierung führen, können sie zu einer Chronifizierung oder durch Aufschaukelungsprozesse gar zu einer Verschlimmerung des Zustands führen. Persönliche Ressourcen und wahrgenommene Funktionen der verstorbenen Person sind ebenfalls variabel und beeinflussen indirekt den Bewältigungsprozess.

## 2.1 Funktion der verstorbenen Person für das Individuum

Die Trauer um einen verstorbenen Menschen kann am besten aus der Sicht der Bindungstheorie (Bowlby, 1980) verstanden werden, auch wenn die Trauerreaktion selbst durch individuelle Bewältigungsprozesse, kulturelle Bedingungen und andere Einflüsse moderiert wird. Trauer ist demnach der angeborene Ausdruck für den Verlust einer Person, die für primäre Bindungsbedürfnisse des Kindes (oder der erwachsenen Person) zuständig war. Die mit dem Verlust assoziierte Bedrohung kann bei Kindern zu einem unsicher-ambivalenten oder vermeidenden Bindungsstil führen, der wiederum mit späteren psychischen Problemen zusammenhängt. Die Reaktion eines Kindes auf den zeitweisen Verlust der Bindungsfigur besteht aber nicht nur aus Trauer, sondern kann auch eine Ärgerreaktion auslösen. Für die Trauerreaktion selbst ist belegt, dass sie häufig nicht nur aus dem Grundgefühl „Traurigkeit“ besteht, sondern oft mit Ärger, Wut oder mit potenziell selbstverletzenden Tendenzen verbunden ist. Diese Ambivalenz der Gefühle ist ein wichtiger Risikofaktor für das Entstehen einer komplizierten Trauer (siehe weiter unten). Für das Verständnis der Trauer ist es deshalb unumgänglich, die Funktionen, die die verstorbene Person für das Leben des Angehörigen ausgeübt hat, zu kennen. Gemeinsame Pläne und Ziele, ein geteiltes soziales Netz mit gemeinsamen Bekannten, geteilte Ansichten und Aktivitäten, das gemeinsame Sexualleben, gemeinsam getragene Verpflichtungen oder der gegenseitige Ansporn und Trost sind Teil des komplexen Bildes, das die Trauerreaktion färbt und intensiviert.

**Merke:**

Die Erfahrung extremer Trauer beim Verlust einer nahestehenden Person kann als Folge des Verlustes von gemeinsamen Zielen und Plänen, von (sozialen) Rollen und der weggefallenen Funktion für das Wohlbefinden betrachtet werden.

Im Folgenden wird der Verlust der wichtigsten Bindungspersonen nach folgenden Punkten gegliedert: Welche Grundbedürfnisse hat die verstorbene Person befriedigt? Welche typischen Funktionen, Ziele und Rollen hatte die verstorbene Person für den Angehörigen? Welche emotionale Reaktion kann erwartet werden? Welche sonstigen Reaktionen sind zu erwarten? Welche Aufgaben müssen von der Person geleistet werden, welche Anforderungen kommen auf sie zu?

### 2.1.1 Verlust des Lebenspartners

Der größte Teil der empirischen Trauerforschung befasst sich mit der Trauerreaktion bei Personen des mittleren oder höheren Erwachsenenalters mit Partnerverlust. Viele ältere Personen müssen zwar mit dem Verlust des Partners rechnen, das mildert die Reaktion nach dem Verlust jedoch kaum. Bei älteren Paaren sind nicht selten sehr enge, fast symbiotisch anmutende Gemeinschaften entstanden. So wird der Partner auch dazu gebraucht, das eigene Wohlbefinden zu stabilisieren und den emotionalen Haushalt zu regulieren. Der Verlust dieser „Außenregulation“ ist umso schlimmer, je näher sich die Partner waren. Durch den Verlust können bestimmte Grundbedürfnisse wie das Bedürfnis nach Intimität, nach Bindung, Lustgewinn, Orientierung und Kontrolle und das Bedürfnis nach Selbstwerterhöhung verletzt und dauerhaft nicht mehr befriedigt werden.

## *Funktionen*

Lebenspartner teilen sich das soziale Leben, entwickeln gemeinsame Ziele, treten in der Öffentlichkeit gemeinsam auf, nehmen Aufgaben und Rollen in der Erziehung wahr, verstärken sich gegenseitig in ihren Vorlieben und teilen sich das Intimleben. Lebenspartner streiten sich aber auch, sie kämpfen um ihre Eigenständigkeit, grenzen sich gegenüber dem Partner ab, wollen ihre eigenen Ziele verfolgen. Fällt der Lebenspartner weg, ergibt sich eine Instabilität dieser Ziele. Eingenommene Rollen sind nicht länger gültig, gemeinsame Pläne nicht länger ausführbar. Im scheinbaren Widerspruch dazu sind aber auch wieder Dinge möglich, für die man vielleicht ein ganzes Eheleben vergeblich gekämpft hat, die man ihm oder ihr zuliebe aufgegeben hat. Die Ausrichtung der eigenen Ziele, die bisher immer die Korrektur durch den Partner erfahren hat, fällt weg, Orientierungslosigkeit kann das Ergebnis sein. Diese Orientierungslosigkeit kann sich wie im folgenden Beispiel äußern.

**Beispiel aus der San Francisco Bereavement Study (Horowitz et al., 1993)**

Eine noch relativ junge Frau, die ihren Mann durch ein Attentat verloren hatte, suchte sich dauernd zu beschäftigen, indem sie ihre kranke Freundin besuchte, ständig unterwegs war, sich zusätzliche soziale Aufgaben auflud, ihren Kindern eine gute Mutter sein wollte und zugleich auch noch gesellschaftlichen Verpflichtungen nachkam. In der Therapie fiel sie vor allem dadurch auf, dass sie kleinste, unwichtige Details exzessiv schilderte, dabei aber den emotionalen Teil des eigenen Betroffenseins vollständig ausließ. Zum Beispiel beschreibt sie aufwendig und detailliert einen Besuch im Krankenhaus ihrer sterbenskranken Freundin, wie sie das Kissen geschüttelt, Blumen gepflegt und Ordnung gemacht hat, ohne auch nur im geringsten darzustellen, wie es der Freundin ging oder wie sie sich selbst fühlte. Dieser Zustand hielt trotz zunehmender Erschöpfung relativ lange an; durch die geduldigen Hinweise des Therapeuten gelang es ihr langsam, sich auf sich selbst zu besinnen und allmählich ihr Leben neu zu ordnen.

## *Emotionale Reaktionen*

**Der Verlust eines geliebten Menschen wird oft als Bedrohung wahrgenommen**

Der Verlust einer nahen Person ist immer schmerzhaft und damit stark mit negativen Gefühlen verbunden. Wenn der Verlust eine Bedrohung vieler Lebensziele bedeutet, bedeutet der Verlust auch Gefahr. Damit wird nachvollziehbar, weshalb sich die Symptome einer starken Trauer der Symptomatik eines psychischen Traumas annähern und dies unabhängig davon, ob sich der Verlust plötzlich und unvorhersehbar ereignete oder ob eine Vorbereitung möglich war. Dies entspricht auch den Befunden der Forschung, welche nur wenig Hinweise dafür gefunden hat, dass die Umstände der Todesursache die Trauer nachhaltig beeinflussen. Die Interpretation eines Verlustereignisses als Bedrohung bedeutet, dass die ersten Gefühlsregungen nicht zwingend als Trauer wahrgenommen werden, sondern als Angst und Wut oder als ein komplexes Gemisch verschiedener Emotionen. Neben der Angst als Folge des Verlustes kann es, wie oben schon erwähnt, zur emotionalen Reaktion auf die Bedrohung wichtiger Lebensziele kommen. In manchen Fällen wird die durch den Verlust ausgelöste Wut auf die verstorbene Person selbst gerichtet. Das „Verlassen-worden-sein" wird dann als böswilliger Akt der verstorbenen Person interpretiert. Solche problematischen Attributionen könnten auch der Grund dafür sein, dass Suizide oder Homizide besonders schwer verarbeitet werden. Wie Bonanno, Mihalecz und LeJeune (1999) zeigen konnten, waren vor allem diskordante Gefühle gegenüber der verstorbenen Person für verstärkte Trauerreaktionen verantwortlich. Komplexe Gefühle können andererseits auch entstehen, wenn der Tod des Lebenspartner auf einmal neue Möglichkeiten erschließt. Die Wahrnehmung solcher positiver Veränderung gelingt oft nicht, weil falsch verstandenen Rücksichtnahme auf die verstorbene Person diese Pläne vereiteln oder massive Schuldgefühle entstehen.

### *Sonstige Reaktionen*

Die Bedrohung eigener Bedürfnisse und persönlicher Ziele sowie der Ausfall der emotionalen Unterstützung durch den Partner sind wichtige Faktoren zur Bestimmung der Trauerintensität. Männer reagieren stärker auf Verluste als bisher angenommen. Männer reagieren auf den Partnerverlust oft sogar stärker und problematischer als Frauen. So weisen ältere Witwer gegenüber anderen Männern eine erheblich höhere Suizidalität auf. Verwitwete Männer haben ein dreimal so hohes Suizidrisiko wie verheiratete Männer, während das Suizidrisiko für verwitwete Frauen unverändert bleibt (Byrne & Raphael, 1999). Die Suizidalität wird auch mit einer erhöhten depressiven Befindlichkeit in Zusammenhang gebracht. Demgegenüber reagieren Frauen auf Partnerverlust oft mit einer stärkeren Angstsymptomatik (Farberow, Gallagher-Thompson, Gilewski & Thompson, 1992). Zur endgültigen Klärung der Frage, ob und wie ein erlittener Todesfall die Inzidenz und Prävalenz für psychische Störungen geschlechtsspezifisch beeinflusst, ist die Datenlage noch ungenügend.

Oft kommt es, wie schon erwähnt, nicht zu einer definitiven Trennung, sondern der Partner wird als Person weiterhin repräsentiert und ins Leben integriert. Entsprechend wird die Trauer auch länger und öfter gefühlt, was aber nicht mit einem hohen subjektiven Leidensdruck gleichgesetzt werden darf.

### *Anforderungen und Aufgaben*

Bei Partnerverlust ist der Verlust sozialer Gelegenheiten zusätzlich durch den Wegfall der gemeinsamen sozialen Aktivitäten bedingt. Die Aufnahme neuer sozialer Tätigkeiten ist nicht nur durch die Trauer gehemmt, sondern auch erschwert durch mangelnde Übung. Auf der kognitiven Seite fehlen

Pläne und Ziele, die erst wieder neu erarbeitet und aufgebaut werden müssen. Die größte Anforderung ist zweifellos, den Partnerverlust emotional zu bewältigen und in das eigene Leben zu integrieren. Dazu gehört, die Beziehung zum verstorbenen Partner neu zu definieren. Die geeignete Form hängt wiederum von der individuellen Präferenz und der kulturellen Einbettung ab; je nachdem wird die Beziehung auf eine neue Weise fortgesetzt („continuing bonds") oder aufgegeben, respektive ersetzt. Wegen der unterschiedlichen Rollen und Funktionen müssen sich diese Entscheidungen nicht ausschließen; man kann eine neue Intimbeziehung eingehen und dennoch eine Beziehung zur verstorbenen Person aufrechterhalten. Konfliktreich werden diese Konstellationen nur, wenn die Beziehung zur verstorbenen Person nicht hinreichend geklärt und verändert worden ist.

### 2.1.2 Verlust eines Kindes

Eltern, die ein Kind verloren haben, trauern besonders intensiv. Das mag – wie weiter oben ausgeführt – biologische Ursachen haben, psychologisch gibt es jedoch ebenso plausible Gründe, weshalb ein solcher Verlust starke Reaktionen hervorruft. Die Geburt eines Kindes stellt in unserer individualisierten Gesellschaft ein besonderes Ereignis dar. In den meisten Fällen ist die Schwangerschaft gewollt, Kleinfamilien sind auf die Kinder ausgerichtet und für viele Eltern ist mit der Geburt eines Kindes ein Identitätswechsel verbunden, eine Erweiterung des eigenen Selbstverständnisses. Mit der Geburt eines Kindes gehen eine Reihe weiterer Lebensereignisse einher, die belastend wirken können, auch wenn diese Ereignisse selbst positiven Charakter aufweisen. Kommt es zum Tod des Kindes, spielen diese Belastungen eine komplizierende Rolle.

In einer Gesellschaft, die den Tod tabuisiert, ist es besonders schwer, den Verlust eines aufbrechenden Lebens hinzunehmen. Die Einstellung zum Tod hat sich durch die medizinischen Fortschritte stark geändert; in unserer Gesellschaft bedeutet der Tod eines Kindes auch für die medizinischen Fachleute eine Katastrophe. Die „Widernatürlichkeit" des Todes eines Kindes ist besonders geeignet, eine lebenslange Belastung in den Eltern hervorzurufen. Der frühe Tod eines Kindes ist schockierend, auch deshalb, weil die zu erwartende Lebenszeit des Nachwuchses die der Eltern weit übersteigt. Viele Eltern erleben den Tod eines Kindes wie das Wegsterben eines Teils ihrer selbst, wie eine Amputation.

Der Wegfall der Elternrolle und damit der Bindung zum Kind ist die wichtigste differenzielle Funktion beim Verlust eines Kindes, welche in der Wirkung die Aufgabe der eigenen Ziele oder der Pläne (für das Kind) oder die Funktion der verstorbenen Person für das eigene Wohlbefinden übertrifft. Stirbt der Nachwuchs, brechen Lebensentwürfe zusammen, wie das folgende Beispiel zeigt.

**Fallbeispiel: 49-jährige Mutter**

Nach dem Tode meiner Tochter hatte ich panische Angst, dass ich meinen Sohn nicht ins Erwachsenenleben begleiten könne. Diese Angst existiert auch heute noch, doch leiser und wieder mit etwas Hoffnung, dass ich diese Chance vielleicht doch habe.

Das Verhältnis zu Trauer, Tod und meiner Tochter ist gemischt. Sieben Jahre leben wir jetzt ohne Tochter/Schwester. Wir vermissen sie, wir reden über sie und wir fragen uns, wie wäre es, wenn sie hier wäre. Wir erinnern uns so wie sie war, aber da fehlen die letzten sieben Jahre. Nicht zusammen gewesen, nicht sich zusammen gefreut, nicht zusammen gestritten, nicht zusammen gelebt und nichts zusammen erlebt. Einfach NICHTS! Das gibt eine eigenartige Distanz, ein sonderbares Gefühl, nicht in Worten fassbar. Wir leben, erleben alle Höhen und Tiefen und die Distanz wird immer größer.

### *Emotionale Reaktion*

Schmerz, Trauer, Wut, Schuldgefühle und Selbstvorwürfe, aber auch gegenseitige Kränkungen können die Folgen eines Kindsverlustes sein. Schuldzuschreibungen können zu unerträglichen Spannungen in der Partnerschaft führen. Eltern kämpfen gegen diese Frage an, indem sie Antworten suchen, die sie davon befreien, etwas falsch gemacht zu haben.

Oft behindern sich die Eltern in ihrer Trauer um den gemeinsamen Verlust. Unterschiedliche Formen der Trauer – Rückzug des einen Partners, darüber reden wollen des anderen – können im schlimmsten Fall zur Trennung des Paares führen.

**Der Tod eines Kindes ist für Eltern besonders belastend und kann zu Trennungen führen**

### *Sonstige Reaktionen*

Die Trennung der Eltern infolge eines Kindstodes ist ein bekanntes Phänomen. Laut Videka-Sherman und Lieberman (1985) berichteten 44 % aller Paare, die ein Kind verloren hatten, eheliche Probleme.

Der Verlust eines Kindes belastet Mütter in der Regel stärker als Väter, dabei können die engere emotionale Verbundenheit und das größere Verantwortungsgefühl eine Rolle spielen. Quälende Schuld wird auch als „Überlebensschuld» in anderen Zusammenhängen, besonders im Zusammenhang mit dem Überleben einer chronisch traumatisierenden Situation, beschrieben. Das Gefühl, das Unglück selbst verantwortet zu haben oder durch Unachtsamkeit oder Nachlässigkeit dazu beigetragen zu haben, kann ein wichtiger Hinweis für eine komplizierte Trauer sein. Weitere Symptome schließen eine Depression ein. Viele Eltern können sich lebenslang nicht von ihren verstorbenen Kinder trennen. Vielfach wird das Kinderzimmer belassen, wie es zum Zeitpunkt des Todesfalls war, das verstorbene Kind wird idealisiert. Dies führt zu Belastungen im ganzen System der Familie und kann die Entwicklung weiterer Kinder beeinträchigen.

### *Anforderungen und Aufgaben*

Der Verlust der sozialen Rolle und der Bindung zum verstorbenen Kind muss integriert werden; dies beinhaltet nicht nur die Ausrichtung auf persönliche Ziele und Pläne; diese können durchaus durch andere Kinder „ersetzt“ werden. Was nicht ersetzt werden kann, ist die Bindung zum verstorbenen Kind. Dieser Verlust muss emotional verarbeitet werden. Erschwerend kommen zur Trauer andere Gefühle wie Schuldgefühle oder Angst hinzu; diese müssen ebenso wie die Trauergefühle erlebt und geäußert werden können, damit die Integrationsarbeit geleistet werden kann. Konkrete Aufgaben erwachsen den Eltern durch unterschiedliche Trauerformen in Partnerschaft und Familie (der Trauer der übrigen Kinder und Angehörigen). Diese zusätzlichen Aufgaben stellen nicht nur hohe Anforderungen für das eigene emotionale Verarbeiten dar, sondern sind auch als Risikofaktor für eine komplizierte Trauer zu bewerten.

## *2.1.3 Verlust von einem (oder von beiden) Elternteil(en)*

Kinder und Jugendliche verlieren eine wichtige Bezugsperson, die für das geistige und emotionale Leben verantwortlich war. Noch mehr als für Erwachsene gilt, dass damit das Bedürfnis nach Orientierung und Sicherheit zentral gefährdet ist. Dazu befinden sich Kinder und Jugendliche in der Entwicklung, die sowohl die kognitiven Fähigkeiten, den Verlust zu verarbeiten, als auch die emotionale Fähigkeit, die Trauer zu erleben und den Verlust emotional zu integrieren, stark mitbestimmt. Ziele und Pläne sind bei Kindern und Jugendlichen auf der anderen Seite flexibler strukturiert; damit lässt sich vorhersagen, dass diese Art von Anpassungsproblemen weniger problematisch ist. Kinder brauchen eine ganze Reihe von Strategien, die helfen, die Verbindung zum verstorbenen Elternteil nicht abreißen zu lassen. Silverman, Nickman und Worden (1992) zählen unter anderem auf: Versuche, die verstorbene Person zu lokalisieren (z. B. im Himmel); den Verstorbenen begegnen (z. B. im Traum); bestimmte Erinnerungen zu behalten; Besitzstücke der verstorbenen Person zu hüten.

### *Emotionale Reaktion*

Der Verlust einer zentralen Bindungsfigur ist in erster Linie mit Angst assoziiert. Die Trauer um verlorene Zuwendung kann aber auch starke Wut auslösen, die entweder auf die verlorenen Person selbst angewendet wird

(„Warum hast du mich allein gelassen"), als Wut gegen die übrige Umwelt oder gegen sich selbst gerichtet ist. Das Erleben der Trauer ist oftmals erst im Laufe eines Verarbeitungsprozesses möglich. Umgekehrt kann sich ein Jugendlicher auf einmal leichter von den Eltern ablösen, es stehen ihm oder ihr plötzlich mehr Möglichkeiten zur Verfügung und die Selbstständigkeit wird ihm auf einmal „kampflos" übergeben. Damit verbunden sind Gefühle der Überforderung, aber auch Stolz und Glücksgefühle können sich unvermittelt einstellen. Da je nach Entwicklungsalter die kognitiven Voraussetzungen eines komplexen Gefühlslebens noch nicht gegeben sind, zeigen sich Komplikationen oft erst sehr viel später.

**Fallbeispiel: Mann, der als Kind seinen Vater verloren hat**

Ein fast sechzigjähriger Mann sucht Hilfe für seine plötzlich und ihm unerklärlich auftauchenden Panikanfälle. Zuerst waren sie auf einer Reise mit Freunden aufgetreten. Nur mit äußerster Anstrengung gelang es ihm, diese ihm völlig unbekannten Gefühlszustände zu unterdrücken, aber er konnte die Reise nicht fortsetzen, sondern kehrte nach Hause zurück. In der Folge geriet er zeitweise in depressive Zustände, die ihm das Arbeiten nahezu verunmöglichten. In der Therapie kommt das Thema eines Tages auf den verstorbenen Vater, den der Patient mit 13 Jahren plötzlich verloren hatte. Kurz zuvor hatte sich der Vater von seiner Familie getrennt und der Sohn verachtete ihn dafür. Anlässlich des Begräbnisses konnte er keine Gefühle für diesen Vater erleben und hatte diesen zeit seines restlichen Lebens immer als jemanden in Erinnerung, der ihn im Stich gelassen hatte und ihn damit zwang, sein bisher gutes Leben aufzugeben. In der Therapie wurde ihm klar, dass sein einziger Sohn jetzt genau das Alter erreicht hatte wie er damals, als sein Vater verstorben war. Es wird ihm bewusst, dass seine Panik und Todesangst möglicherweise eine Art Identifizierung mit dem Vater sein könnten, den er vordergründig ablehnt, aber mit dem er emotional auf eine kindliche Art dennoch verbunden ist. Durch die therapeutische Arbeit gelingt es ihm, diese Anteile zu integrieren und seine Beziehung mit dem verstorbenen Vater neu zu definieren. In der Folge treten die Panikanfälle nicht mehr auf.

### *Sonstige Reaktionen*

**Je nach Entwicklungsalter trauern Kinder und Jugendliche anders**

Nach Meshot und Leitner (1992) berichten Jugendliche einen intensiveren Schock, mehr Mühe, den Verlust zu akzeptieren, mehr Ärgerreaktionen und Irritationen, stärkere Schlafstörungen, mehr Traumaktivität und einen stärkeren Hang dazu, die Interessen des verstorbenen Elternteils zu verfolgen als Erwachsene, die einen Elternteil verlieren. Allgemein verarbeiten Kinder und Jugendliche den Tod eines Elternteils oder eines Geschwisters jedoch gut und ohne schwerwiegende gesundheitliche Folgen. Auch bei Jugendlichen kann es in der Folge problematischer Bewältigungsstrategien zu erhöhtem Cannabis- oder Alkoholkonsum kommen.

Das Vorkommen von Panikattacken ist vor allem bei Jugendlichen nach einem Verlustereignis dokumentiert (Keyl & Eaton, 1990). In einer eigenen Untersuchung zur Trauer von Jugendlichen zeigte sich, dass nur ein geringer Anteil (18 %) der untersuchten Jugendlichen unter Depression litt; diese Untersuchung kann aber nicht als repräsentativ gelten.

### *Anforderungen und Aufgaben*

Kinder und Jugendliche sind oft gefordert, in kurzer Zeit ein neues Rollenverständnis zu entwickeln. Je nach Entwicklungsalter haben Kinder unterschiedliche Kapazitäten, den Verlust zu erfassen und damit umzugehen. Damit ergeben sich auch unterschiedliche Aufgaben. In der folgenden Zusammenstellung nach Oltjenbruns (2001) sind unterschiedliche Zugänge von Kindern gegenüber Erwachsenen dargestellt (vgl. Tabelle 3).

**Tabelle 3:** Traueraufgaben von Erwachsenen und Aufgaben von Kindern eingeteilt nach dem Entwicklungsstand nach Cook und Oltjenbruns (1998)

| Erwachsenen-Aufgaben | Aufgaben von Kindern | Entwicklungsstand |
|---|---|---|
| Akzeptieren des Verlustes | Das Verstehen, dass jemand gestorben ist | Das Verständnis ist abhängig von der kognitiven Entwicklung |
| Das Erfahren des Schmerzes und der emotionalen Folgen | Den psychologischen Schmerzen begegnen und die wiederkehrenden Erfahrungen bewältigen | Die noch nicht ausgeprägten Bewältigungsformen beeinflussen den Trauerprozess. Mit der Reifung sind oft auch wiederkehrende Trauergefühle verbunden |
| Sich an eine Umgebung ohne den Verstorbenen anpassen | In neue Beziehungen investieren, eine neue Identität entwickeln, welche die Verlusterfahrung integriert | Die Tragweite des Verlustes muss verstanden werden; dieser Verlust bestimmt auch die Identität. In späteren Phasen (z. B. der Adoleszenz) kann die Trauer wieder neu auftauchen |
| Emotionales Bewältigen des Verlustes, den Verlust integrieren und das Leben weiterleben | Die Beziehung mit der verstorbenen Person neu einschätzen lernen | Kinder benutzen verschiedene Strategien um die Verbindung mit der verstorbenen Person aufrecht zu erhalten |
| | Eine verinnerlichte Beziehung zur verstorbenen Person aufrechterhalten | Wenn das Kind nicht in der Lage ist, bestimmte Aufgaben zu meistern, gefährdet es damit zukünftige Entwicklungsschritte |

Nach Fleming und Adolf (1986) stellen sich in den drei Phasen der Reifung unterschiedliche Aufgaben und Konflikte, die es zu lösen gilt (vgl. Kasten):

| **Aufgaben und Konflikte in den drei Phasen der Reifung (Fleming & Adolf, 1986)** |
|---|
| *11–14 Jahre*<br>• Aufgabe: Emotionale Trennung von den Eltern.<br>• Konflikt: Der dazu gehörende Konflikt beinhaltet die Trennung vs. Wiedervereinigung mit den Eltern. |
| *14–17 Jahre*<br>• Aufgabe: Anstreben von Kompetenz, Beherrschung und Kontrolle.<br>• Konflikt: Als Konflikt steht die Abhängigkeit vs. Unabhängigkeit gegenüber den Eltern im Vordergrund. |
| *17–21 Jahre*<br>• Aufgabe: Intimität vs. Verpflichtung gegenüber den Eltern.<br>• Konflikt: Der zentrale Konflikt ist die Nähe vs. Distanz zu den Eltern. |

### *2.1.4 Andere Verluste (Trennungen, Scheidungen, materielle Güter)*

Allgemein gilt für jede Art von Verlust, dass die adäquate Basisemotion das Erleben von Trauer ist. Die emotionale Reaktion steht in direktem Zusammenhang mit der Bedeutung des Verlustes. Deshalb ist das Verständnis der Funktion der Person (oder des Ziels oder Objektes) zentral für die Diagnose. Weiter ist zu fragen, ob die gezeigte oder wahrgenommene emotionale Qualität nicht die Funktion hat, den Verlust zu kaschieren. Im nächsten Kapitel wird deshalb auf den eigentlichen Prozess der Trauerverarbeitung eingegangen.

## 2.2 Der normale Verlauf der Trauer und Trauerverarbeitung

Der normale Verlauf der Trauer kann als graduelle Abnahme des Trauerschmerzes und der damit verbundenen Intensität der erlebten Emotionen betrachtet werden; entsprechende Phasen der Trauer werden individuell unterschiedlich erlebt. Die erste Zeit wird von vielen Trauernden als Zustand des Schocks erlebt – sogar wenn der Tod erwartet war – und die Realisierung, dass der geliebte Mensch nicht mehr vorhanden ist, manifestiert sich erst langsam und in oft alltäglich scheinenden Begebenheiten oder Situationen. Mit der Realisierung des Verlustes setzt die emotionale Auseinandersetzung mit dem Verlust ein. Der Schmerz und die Trauer, respektive das komplexe Gemisch von Emotionen, das in der Trauer vorkommt, braucht viel Kapazität zur Verarbeitung; deshalb ist mit der Trauer vielfach ein sozialer Rückzug zu beobachten. Damit geht eine umfangreiche kognitive Verarbeitung einher, welche die Veränderung von Erwartungen und Zielen einschließt. In der Anfangsphase der Trauer sind fortlaufende Enttäuschungen und irregeleitete Erwartungen zu konfrontieren, ehe es in einer späteren Phase zu einer umfangreichen Revision dieser kognitiven Schemata kommt. Zu Beginn einer intensiven Trauer kann es phänomenologisch zu Symptomen kommen, die von den Betroffenen als seltsam, „verrückt" oder peinlich wahrgenommen werden, wie intensives Träumen, halluzinierte Stimmen oder das Gefühl von Präsenz; diese „Erscheinungen" sind vorübergehend, können aber verunsichernd wirken. Emotionale Instabilität wie häufiges, unkontrolliertes Weinen ist ebenfalls ein typisches Zeichen der Trauer.

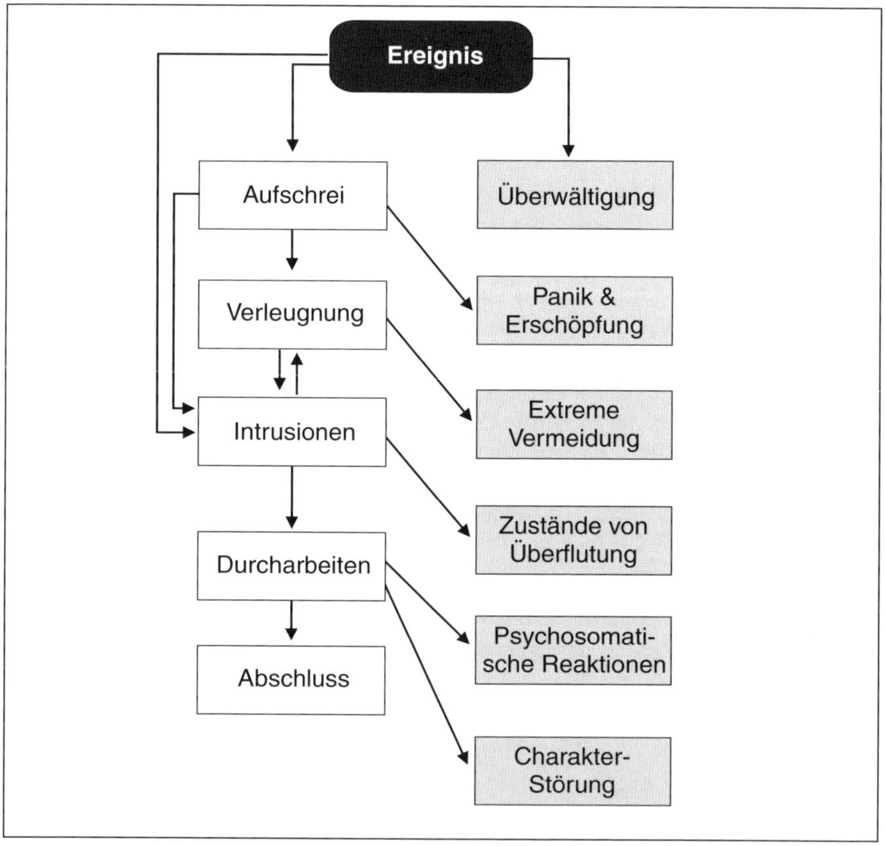


**Abbildung 4:** Das Phasenmodell der Stressreaktion nach Horowitz (1986)

Im allgemeinen Phasenmodell der Stressverarbeitung von Horowitz (1986) kann der Verlauf der Trauer gut abgebildet werden. Es handelt sich dabei um ein generelles Phasenmodell einer von der Informationstheorie gespeisten Konzeption der Stressverarbeitung. Im Modell werden defensive Phasen postuliert. Diese defensiven Phasen sollen einen graduierten Zugang zum Ereignis ermöglichen, damit dieses in die Schemastruktur einer Person integriert werden kann. Die Abbildung 4 gibt dieses Modell grafisch wieder. Auf der linken Seite der Abbildung befinden sich die „normalen" Reaktionen auf einen Verlust oder allgemein auf ein lebensveränderndes stressreiches Ereignis und auf der rechten Seite die pathologischen Intensivierungen der jeweiligen Phase. Aus dem Modell geht hervor, da*ss* jeder durch das Ereignis ausgelöste Zustand Anlass zu einer Störung sein kann. Die Phasen sind nicht als zeitliche Abfolgen zu verstehen.

Die Phase des Aufschreis ist geprägt durch das Realisieren des Verlustes. Gefühlt wird ein überwältigender Schmerz, kognitiv ist ein Zustand der Fassungslosigkeit, verbunden mit Orientierungslosigkeit gegenwärtig. Das Erleben des Verlustes ist geprägt durch intrusive Gedanken und Gefühle, die als unkontrollierbar erlebt werden. Diese Intrusionen können äußerst „lebendig" wirken und bis zu Sinnestäuschungen führen. Bereits hier kann durch Überforderung ein Übergang in eine pathologische Reaktion angebahnt werden. Dazu weiter unten.

Im Stress-Phasenmodell von Horowitz wechseln sich Phasen der Intrusion mit Phasen der Vermeidung wechselseitig ab. Die Verleugnung der Realität ist als „Überlastungsschutz» gegen die Wahrnehmung des Verlustes zu verstehen. Die Restrukturierung der gewohnten Denk- und Handlungsabläufe braucht viel Zeit und ist mit ständigen emotionalen Alarmsituationen verbunden. Die durch den Prozess der Verleugnung gefilterte Wahrnehmung erleichtert das Funktionieren im Alltag. Durch das Aufrechterhalten täglicher, tatsächlich aber sinnlos gewordener Routinen, ergeben sich Phasen der Ruhe und Erholung. Pathologische Formen der Verleugnung können die Adaption nach einem Verlust allerdings wirkungsvoll verhindern. Nach den Modellvorstellungen von Horowitz (1986) können defensive Bewältigungsstrategien im Falle einer Traumatisierung kurzfristig sehr effektiv sein. Werden sie nicht durch konstruktivere Bewältigungsformen abgelöst, ergeben sich daraus jedoch pathologische Zustände.

Das Oszillieren zwischen Phasen der Intrusion und Realitätsverleugnung kann als Modell eines Akkomodationsprozesses gesehen werden: Die Information des Verlustes bleibt solange aktiv, bis es gelingt, diese in das System zu integrieren. Die Phase der Integration und der Anpassung der emotionalen Handlungsschemata wird als „Durcharbeiten" bezeichnet. Die Trauerarbeit besteht darin, sich immer wieder den Anforderungen der neuen Realität zu stellen – das heißt, den Verlust zu anerkennen, ihn emotional zu erleben – und die notwendige kognitive Anpassung zu leisten, neue Wege zu finden, die eigenen Grundbedürfnisse ohne die verstorbene Person zu befriedigen, Ziele und Pläne entsprechend neu zu konfigurieren. Wird diese Trauerarbeit nicht geleistet, kann es zu chronischen psychischen und psychosomatischen Reaktionen kommen. Das Arbeiten an dieser emotional anforderungsreichen Aufgabe führt dazu, dass der Schmerz der Trauer allmählich in ein klares emotionales Schema überführt wird. Trauer wird immer noch gefühlt, auch die Reaktionen wie Weinen oder Zukunftsängste können immer noch in entsprechenden Situationen ausgelöst werden, aber der Verlust ist integriert und die emotional-kognitive Reorganisation kann als abgeschlossen gelten. Dieser Prozess ist zeitlich schwer zu limitieren, auch ist er abhängig von einer Vielzahl von Faktoren wie persönliche Ressourcen, soziale Unterstützung, Lebensalter, Lebensumstände und dem kulturellen Umfeld.

## 2.3 Die Trauerarbeit beeinträchtigende Faktoren

Unter einem Risikofaktor wird in der Folge ein Einfluss verstanden, der den normalen Verlauf der Trauer gefährdet.

### *Kontrollüberzeugungen*

Generell nehmen Kontrollüberzeugungen durch den Tod eines Lebenspartners ab und die Wahrscheinlichkeit einer guten Verarbeitung wird verringert. Vor allem für ältere Personen kann die Frage der persönlichen Kontrolle kritisch sein, da für ältere Menschen der Tod des Lebenspartners Statusverlust, soziale und ökonomische Einschränkungen und Einschränkungen in der Mobilität mit sich bringen kann.

Nach Stroebe, Stroebe und Domittner (1988) sind weniger die Plötzlichkeit des Todes oder andere äußere Faktoren für das Entstehen einer komplizierten Trauer maßgebend, sondern die Kontrollüberzeugungen: Personen, die überzeugt davon sind, wenig Kontrollmöglichkeiten über ihr Leben auszuüben, reagieren auf einen plötzlichen Todesfall depressiver und sind somatisch stärker betroffen als Personen mit relativ hohen Kontrollüberzeugungen.

### *Dysfunktionale Gedanken*

Selbstvorwürfe im Zusammenhang mit dem Tod eines geliebten Menschen können ihre Berechtigung haben, sind aber bezüglich der Trauerverarbeitung dysfunktional. Generell sind Gedanken, die neben der Trauer als Basisemotion weitere Emotionen wie Schuld, Ärger, Angst oder Scham hervorrufen, im Zusammenhang mit der Verarbeitung einer Trauer dysfunktional. Beispiele für solche Gedanken sind: „Er verließ mich, weil ich ein so schreckliche Person bin" (Scham); „Warum nur ist er gegangen, dieses …?!" (Ärger); „Wie kann ich nur überleben ohne ihn?" (Angst); „Oh, wie vermisse ich doch die guten Zeiten, die wir gemeinsam hatten!" (verlorenes Glück). Durch die assoziative Verknüpfung der einzelnen emotionalen Themen kann es zu einer Verkoppelung der beteiligten Basisemotionen kommen; dadurch wird die Trauer immer wieder, sogar durch eigentlich „trauerfremde" Situationen, aktiviert und es wird schwieriger, aus der Trauerstimmung herauszukommen.

Interpretationen, die den Verlust als Bedrohung werten und alternative Überlegungen als pietätlos darstellen, können zu Hilflosigkeit führen. Idealisierungen der verstorbenen Person machen die mit dieser Person verbundenen eigenen persönlichen Ziele für Veränderungen resistent; mit der damit einhergehenden Verklärung der Trauer in eine „Nostalgie" kann der Trauerprozess nicht abgeschlossen werden. Nach dem sozial-kognitiven Modell der Depression von Champion und Power (1995) können gemeinsame überschätzte Ziele oder ein idealisiertes Rollenverständnis (z. B. als „Wunscheltern") dazu beitragen, bei negativen Ereignissen die Wahrscheinlichkeit einer depressiven Entwicklung zu erhöhen. Dauerhaftes Erleben von negativen Emotionen wie Trauer oder Angst verlängert und intensiviert nicht nur den Trauerprozess, sondern führt zu einer Anpassungsstörung oder zu Depression.

### *Rumination*

Das Ruminieren (sich gedanklich ständig mit der verstorbenen Person oder damit assoziierten Gedanken zu beschäftigen) kann einen neuen Zugang zu sich selbst und damit zu einer Veränderung der Schemastruktur verhindern. Der Trauerprozess verlangt eine Auseinandersetzung mit diesen Inhalten; wenn die restorative Phase nicht oder zu wenig intensiv stattfindet, kommt es jedoch zu einer Überforderung des kognitiven Systems. Die exzessive Beschäftigung mit dem Verlust und zu viel „Trauerarbeit" stellt damit einen erheblichen Risikofaktor für eine pathologische Entwicklung dar. Metakognitionen im Zusammenhang mit Rumination stellen einen weiteren Risikofaktor dar. Sowohl positive wie negative Bewertungen von Trauerprozessen wie „Trauern ist gut" oder „Ich muss doch jetzt längst darüber hinweggekommen sein!" können zur aktiven Kontrolle von Trauergedanken und Gefühlen führen. Das zwangsläufige Versagen dieser Kontrolle führt zu erhöhtem Stress und in der Folge zu weiteren emotionalen Problemen.

## *Mangelnde soziale Unterstützung, Verstärkerverlust*

Trauernde bekommen oft das Unverständnis ihrer Umgebung zu spüren. So berichtete ein Elternpaar über die zurückweisende und (aus ihrer Sicht) beleidigende Behandlung durch medizinisches Personal im Kinderkrankenhaus, nachdem die Eltern über ein Jahr mehrmals nach Antworten auf die Frage suchten, woran denn ihr Kind gestorben war. Die Gefahr der Isolation ist besonders bei tabuisierten Verlusten wie Tod durch Suizid, Homizid (Mord), Aids/HIV oder Substanzabhängigkeit für die Angehörigen besonders stark. Selbsthilfe- und Betroffenengruppen sind eine Möglichkeit, dieser Isolation entgegenzuwirken (vgl. Hinweise im Anhang auf S. 94). Diese Mittel sind nicht unproblematisch, da sie zu einer „Traueridentität" führen können. Damit ist gemeint, dass man sich immer mehr als eine Person sieht, die einen schwerwiegenden und unwiderbringlichen Verlust erlitten hat, so dass dieses Selbstverständnis allmählich alle anderen Anteile der Persönlichkeit verschattet und aus dem Bewusstsein rückt. Umgekehrt kann eine gute soziale Unterstützung vor allem für Personen mit geringen persönlichen Ressourcen das Risiko einer psychischen oder physischen Erkrankung maßgeblich reduzieren (Plaschy, 1999).

## *Inhibitorische Prozesse (Verdrängung, Verleugnung, Vermeidung)*

**Ein momentaner Realitätsverlust ist ein typisches Symptom in der Trauer, kann aber langfristig zu Problemen führen**

Infolge der emotionalen Überbelastung kann es zu emotionaler Dysregulation kommen; die emotionale Information kann nicht verarbeitet werden, bleibt aber im aktiven Gedächtnis. Oft stellt sich eine emotionale Betäubung ein; Betroffene sind unfähig, den eigenen Zustand und die Befindlichkeit anderer einzuschätzen, die emotionale Empfindungsfähigkeit ist reduziert. Die Unfähigkeit, emotionale Information dosiert zu verarbeiten, kann dieser Auffassung nach zu einer dauerhaften Symptomatik führen, in der sich „emotionale Ausbrüche" mit Phasen der Vermeidung oder Dissoziation abwechseln. Ebenfalls als Schutz vor emotionaler Überlastung, wenn auch weniger problematisch dienen verschiedene Formen von Bewältigungsstrategien. Diese Formen sind langfristig maladaptiv; kurzfristig helfen sie, das tägliche Funktionieren zu erhalten. Sie werden eingesetzt, damit sich das kognitiv-emotionale System nicht dauernd in Alarmbereitschaft befindet (Dosierung) und sich die Schemastruktur langsam der Wirklichkeit anpassen kann.

**Das Erkennen positiver Aspekte fördert die Verarbeitung der Trauer**

Allgemein gilt für die vielfältigen Bewältigungsformen, dass ihre Wirkung nicht pauschal als „gut" oder „schlecht" für die Trauerverarbeitung gewertet werden kann. Hingegen konnte in mehreren Untersuchungen die Wichtigkeit von Copingprozessen in der Trauer belegt werden; klinisch relevant sind Beobachtungen, dass bestimmte Bewältigungsstrategien ausschließlich oder gar nicht vorkommen. Auf die Funktion positiver Emotionen, emotionaler Bewältiggungsprozesse und des „Neubewertens“ von bedrohlichen Situationen hat Folkman (2001) hingewiesen; im Gegensatz zum problemorientierten Bewältigen kann das emotionszentrierte Bewältigen selbst dann positive Gefühle schaffen, wenn das gewünschte Ergebnis des Bewältigungsversuchs ausbleibt. Im Sinne der Verlustverarbeitung könnte man auch von Versöhnung als Einsicht in den unabänderlichen Ausgang eines Geschehens sprechen. Diese Art von Bewältigen findet sich auch unter der Bezeichnung „mood repair“ (Stimmungsreparatur). Darunter werden verschiedene Strategien verstanden, aktiv positive Aspekte zu finden. Beispiele dafür finden sich auch in Trauer.

**Fallbeispiel: Frau, deren Mann verstorben ist (vgl. Znoj, 2006, S. 176)**

Ich habe mich stark verändert, seit er verstorben ist. In der ersten Zeit lernte ich die Hilfe von anderen zu akzeptieren ... Und ich denke dass ich offener geworden bin – so weiß ich viel besser, was für mich selbst gut ist, was ich wirklich vom Leben will, wovor ich mich fürchte und auch, wer ich selbst bin. Und in der Gegenwart von anderen bleibe ich bei mir, kann ich ich selbst bleiben. ... Und ja, ich denke, ich kann wirklich stolz auf mich sein, dass ich mit dem allen so gut umgegangen bin. Alle diese Dinge haben geholfen, dass ich nicht verrückt geworden bin: Ich musste meinen Kindern eine Mutter sein und ich musste mich um all die finanziellen Dinge kümmern, andernfalls wären wir jetzt am Ende. ... Und manchmal denke ich, dass ich eine glückliche Person bin, als alleinstehende Mutter, auch wenn das alles einen tragischen Aspekt hat.

Weitere Beispiele finden sich in der Literatur zum persönlichen Wachstum nach traumatischen Lebensereignissen (z. B. Calhoun & Tedeschi, 2006). Unter hoher kognitiver Belastung gilt allerdings, dass die Stimmungreparatur oft misslingt. Wegner und Mitarbeiter (Wegner, Erber & Zanakos, 1993) haben diesen Effekt als „ironic mood effect“ bezeichnet. Das Ironische daran ist, dass der Versuch, negative Gefühle zu verdrängen, gerade in Belastungssituationen, wenn es besonders wichtig wäre, regelmäßig misslingt. Gerade deshalb ist es für Trauernde wichtig, dass sie Zugang zu genügend Ressourcen finden und sich Raum verschaffen, um zu regenerieren.

## 2.4 Entstehung der komplizierten Trauer

Die einfache Trauer kann als Bewältigungsform zur Anpassung an die neue Wirklichkeit ohne den geliebten Menschen betrachtet werden. Die komplizierte Trauer entsteht durch einen Aufschaukelungsprozess verschiedener separat zu betrachtender Prozesse. Dabei spielen Intrusionen und emotionale Dysregulation die wichtigste Rollen. Risikofaktoren wie dysfunktionale Gedanken, mangelnde soziale Unterstützung und maladaptive Bewältigungsstrategien tragen dazu bei, dass die einzelnen Prozesse verstärkt werden und der Trauerprozess nicht abgeschlossen werden kann.

Nach dem initialen Schock – der allen Trauerreaktionen mit wechselnder Intensität eigen ist – können „Phasen" der Bewältigung unterschieden werden. Einerseits weigert sich die überlebende Person, den Verlust anzuerkennen, andererseits kommt es zu Phänomenen wie die verstorbene Person hören oder glauben, sie gesehen zu haben. Auch berichten viele Trauernde, dass ihnen die verstorbene Person im Traum erscheint. Als weitere Folge kommt es zu einem emotionalen Aufschrei und zur emotionalen Dysregulation, die allmählich in einem klaren Schmerz und als Trauer ihren Ausdruck findet. Diesen idealisierten Verlauf bezeichnet man allgemein als Trauerreaktion. Die Komplizierung der Trauer und dadurch eine eigentliche Pathologisierung findet über weitere Stufen statt. Mit dem Schmerz kommt es zu dysfunktionalen Erklärungen und Kognitionen, die wiederum in intensiven, aversiven und stressigen Gefühlszuständen resultieren. Das Verlusterlebnis kann auch ein Trigger für ein negativ-emotionales Schema sein, in dem frühere Verlustereignisse gespeichert sind und dessen Aktivierung entsprechende Reaktionen auslöst. Sowohl die entsprechenden Kognitionen als auch die resultierenden Emotionen verstärken die ursprüngliche Reaktion auf den Verlust, die Verleugnung der Realität. Da diese Verleugnung nicht aufrechterhalten bleiben kann, kommt es zu einem intrusiven und deshalb auch immer wieder schockierenden Realisieren des Verlustes und, damit verbunden, einer unkontrollierten emotionalen Reaktion. Das Vermeiden von Reizen, die mit der verstorbenen Person assoziiert sind, ist problematisch. Die paradoxe Wirkung des forcierten Vermeidens besteht darin, dass sich diese Inhalte immer wieder ins Bewusstsein drängen. Nach Richards und Gross (2000) ist mit der Gefühlsvermeidung außerdem eine erhöhte physiologische Aktivität verbunden. Diese kann langfristig schädigende Auswirkungen auf die Gesundheit haben. Für die Trauer sind solche Effekte nachgewiesen.

**Merke:**

Das (neue) emotionale Schema ist ein funktional autonom gewordenes Produkt einer nicht verarbeiten Trauer. Es beinhaltet problematische Wahrnehmungsprozesse, dysfunktionale Kognitionen und emotionale Fehlfunktionen.

## 2.5 Das Aufschaukelungsmodell der komplizierten Trauer

Der oben beschrieben Reaktionskreis wird durch die fortlaufende Aktivierung stärker und kann sich mit der Zeit verselbstständigen. Es bildet sich allmählich ein neues emotionales Schema heraus, welches auf kleinste Hinweisreize hin aktiviert wird und im Betroffenen Hilflosigkeit, Schmerz und Trauer bewirkt.

> **Merke:**
> Die komplizierte Trauer ist das Produkt eines Aufschaukelungsprozesses (positive Feedback-Schlaufen) der natürlichen Trauerreaktion.

Der Prozess der Aufschaukelung wird durch verschiedene Faktoren aufrechterhalten. Der wichtigste Faktor sind dysfunktionale Kognitionen zu den emotionalen Folgen des Trauerschmerzes. Diese Gedanken bekommen durch bestehende Überzeugungen einen pathologischen Wert. Beispiele solcher Überzeugungen (meta-beliefs) wurden bereits genannt; es sind Gedanken wie „Ich verliere die Kontrolle“, „Ich werde verrückt“, „Etwas ganz Schlimmes passiert mit mir“, „Es ist nicht normal, was mit mir passiert“. Aber auch Gedanken wie „Wenn ich nicht richtig trauere, so waren meine Gefühle gegenüber meinem Liebsten nicht echt“ oder „Richtiges Trauern ist mit Schmerz und Tränen verbunden“ können dazu beitragen, dass der Schmerz intensiviert wird. Dieser Aufschaukelungsprozess ist in Abbildung 5 grafisch dargestellt. Die Abbildung zeigt das Aufschaukeln der Trauerreaktion durch dysfunktionale Kognitionen und dadurch ausgelöste intensive

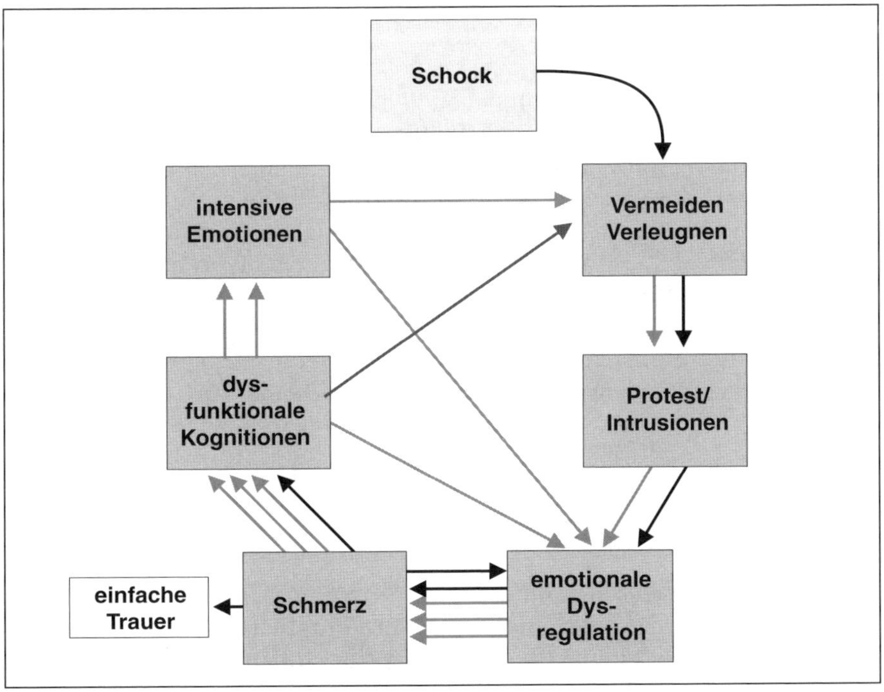


**Abbildung 5:** Das Aufschaukelungsmodell der komplizierten Trauer

Gefühle wie Ärger oder Schuld. Sowohl die Kognitionen selbst als auch die damit verbundenen Gefühle verstärken die Verleugnung des Verlustes. Der anfängliche Protest gegen den Verlust wird abgelöst durch Intrusionen, die wiederum das emotionale Gleichgewicht stören. Durch die positive Rückkoppelung (graue Pfeile) entsteht ein überdauernder Reaktionskreis der initialen Trauerreaktion.

Dysfunktionale Gedanke betreffen nicht nur einzelne Aspekte der Trauer, sondern können sich als „wahnhafte“ Idee über sämtliche Wahrnehmungen legen, gewissermaßen als Matrix, welche Wahrnehmungen, emotionale Reaktionen und Handlungen mitbestimmt.

**Fallbeispiel:**

So berichtete eine Frau, die ihren Mann vor über einem Jahr durch einen Unfall plötzlich verloren hatte, dass sie Wallfahrtsstätten besucht habe in der Hoffnung, durch diese Handlungen ein Wunder zu bewirken. Das Leben war ihr zum Alptraum geworden und sie war überzeugt, dass sie einfach den Schlüssel finden müsste, um zum eigentlichen Leben zurückzufinden. Das eigentliche Leben war das Leben mit ihrem Mann und sie vermied in Folge alles, was ihr die Endgültigkeit des Ereignisses im Alltagsleben bewiesen hätte. Der Mann hätte jederzeit erscheinen können und hätte zu Hause alles vorgefunden, so wie er es zurück gelassen hatte. Daneben hielt sie aber nach Außen alle Rituale ein, die man von einer Witwe erwarten würde.

Evidenz für das Aufschaukelungsmodell gibt es nicht direkt, allerdings belegt die Netzwerkanalyse der „anhaltenden komplexen Trauerreaktion“ von Robinaugh und Mitarbeitern (2014), dass der Schmerz ein zentraler Bestandteil dieses Symptomnetzwerkes ist und sowohl zu einer Intensivierung von Sehnsucht als auch von Vermeidungsverhalten führt und nicht bloß einen korrelativen Zusammenhang abbildet. Schmerz führt auch zu Gedanken an den Tod selbst und damit möglicherweise zu Inhalten, die man abzuwehren sucht und damit einen ironischen Prozess fördern können. Gleichzeitig zeigt diese Arbeit auch, dass sich das Netzwerk der komplizierten Trauer deutlich von dem der Depression unterscheidet.

## 2.6 Symptome der komplizierten Trauer

Wie bereits hingewiesen, sind die viele Symptome der einfachen und der komplizierten Trauer sehr ähnlich. In der komplizierten Trauer sind die Symptome oft überlagert von einer Angstsymptomatik, von somatischen

Beschwerden oder von affektiven Störungen. Es gibt auch die Formen chronischer Trauer, in denen in bestimmten Lebensphasen die Thematik des Verlustes wieder auftaucht. Dies ist ein Zeichen für eine komplizierte Trauer, die, ähnlich wie eine chronische PTBS, ein „aktives Gedächtnis" beinhaltet, das sich in bestimmten Situationen oder in Phasen relativer Sicherheit – wenn die inhibitorischen Funktionen schwächer werden –wieder bemerkbar macht. Die Dysregulation der emotionalen Befindlichkeit ist ein weiteres Anzeichen einer komplizierten Trauer. Häufig kommen übertrieben scheinende Traueräußerungen wie ständiges, unkontrolliertes Weinen vor. Die Trauer kann sich weiter in einer anderen Basisemotion wie Wut, Scham, Angst oder somatisch als Schmerz äußern.

Auf der Verhaltensebene findet sich extremer Rückzug aus allen sozialen Verpflichtungen und Zusammenkünften, das Vermeiden von Gegenständen und Situationen, die Trauergefühle auslösen können, hektische Betriebsamkeit und Rituale; auf der kognitiven Ebene Zustände der Verwirrung, magisches Denken, intensives Träumen, Schlafstörungen, Gedankenrasen, fixe Ideen, Schuld- und Sühnegedanken, religiöse Ideen.

Einige der aufgezählten Symptome werden zur Reduktion der Trauergefühle und des Trauerschmerzes bewusst oder automatisch eingesetzt, haben jedoch im Lauf der Zeit ein funktional unabhängiges Eigenleben entwickelt und halten dadurch die Trauer in einem latent aktivierten Zustand. Sie bilden „dysfunktionale Muster". Depression und Angstzutände kommen als komorbide Störung einer komplizierten Trauer häufig vor (Simon et al., 2007).

**Merke:**

Somatische und psychische Symptome der komplizierten Trauer beinhalten Schmerz, inbesondere Herzschmerz, Angst, Panikattacken, Depression und Gefühlskälte.

**Zu viel Trauer kann zu chronischer Trauer und zu somatischen Beschwerden führen**

In der Trauer ist das Aktivationsniveau wie bei der posttraumatischen Störung stark erhöht. In Analogie zur Stressreaktion ist anzunehmen, dass in der Trauer der Schlaf-Wachzyklus zu ungunsten des Schlafes beeinträchtigt wird. Im Modell von Hall und Irwin (2001) spielen weiter auch Bewältigungsstrategien, individuelle Unterschiede, das soziale Netzwerk, die Biografie und andere Faktoren eine moderierende Rolle (vgl. Abbildung 6). Nach diesem Modell wird der Verluststress durch den sozialen Kontext, den Status, die historische Einbettung und durch individuelle Unterschiede moderiert. Die Auswirkungen des wahrgenommenen Stress auf Schlaf- und affektive Störungen werden durch Selbstkonzept und Bewältigungsstile (Coping) moderiert.

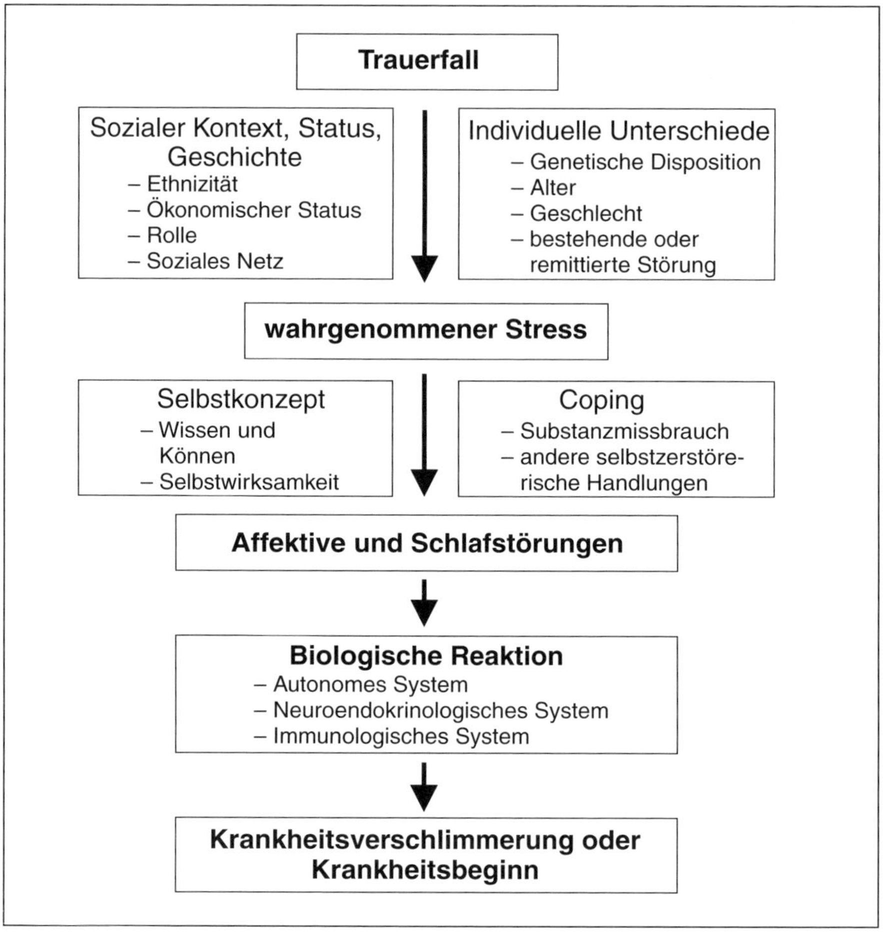


**Abbildung 6:** Das konzeptuelle Modell der Krankheitsentstehung von Hall und Irwin (2001)

# 3 Diagnostik und Intervention

Interventionen bei Trauer sind angezeigt, wenn Trauernde stark unter psychischen und physischen Symptomen leiden, nicht über den Tod hinwegkommen können und das Thema stark vermeiden. Neimeyer (1998) hat Empfehlungen für Trauernde erarbeitet (vgl. Kasten).

**Wann sollten Trauernde Hilfe in Anspruch nehmen? (aus Neimeyer, 1998)**

Auch wenn der Schmerz, die Einsamkeit und die plötzlichen emotionalen Schübe, welche die Trauer begleiten, durchaus normal sind, so gibt es doch Bedingungen, bei deren häufigem Vorkommen Sie professionelle Hilfe suchen sollten. Wenn Ihre Umgebung anfängt, sich zurückzuziehen oder besonders Rücksicht auf Sie nimmt, sollten Sie dies als ein Zeichen werten, sich Hilfe zu holen.

Sie sollten sich ernsthaft damit befassen, mit jemandem über Ihre Trauer zu sprechen, wenn eines der folgenden Symptome öfter oder intensiv vorkommt:

- Starke Schuldgefühle, die mehr beinhalten als die Handlungen oder Unterlassungen, die Sie im Moment des Todes Ihres geliebten Menschen getan haben.
- Gedanken an einen Suizid, die über den Wunsch „es wäre besser, wenn ich auch tot wäre“ oder den Gedanken, mit Ihrer verstorbenen Personen zusammenzukommen, hinausgehen.
- Extreme Hoffnungslosigkeit, welche in Ihnen den Eindruck hinterlässt, dass Sie niemals, wenn Sie noch so hart an sich arbeiten, aus dieser Hoffnungslosigkeit herauskommen und das Leben niemals wieder lebenswert wird.
- Andauernde Spannung und Agitiertheit oder tiefe Depression, das Gefühl, eingeschlossen oder eingefroren zu sein oder eine starke Verlangsamung, welche über mehrere Monate anhält.
- Physische Symptome, wie starkes Herzstechen oder starker Gewichtsverlust, der eine Bedrohung für Ihr körperliches Wohlbefinden darstellt.
- Unkontrollierbare Wut, die Ihre Freunde und Bekannte veranlasst, sich zurückzuziehen oder auch eine stille Wut, die sich in Rachegedanken äußert, um ihren Verlust zu „sühnen“.
- Zunehmende und anhaltende berufliche Schwierigkeiten oder Probleme, tägliche Arbeiten und Pflichten wahrzunehmen.
- Substanzmissbrauch, zuviel Alkohol, Medikamente oder sonstige Substanzen, die Sie benützen, um den Schmerz zu lindern, den Ihnen der Verlust verursacht hat.

Alle diese Symptome können zwischenzeitlich in der Trauer vorkommen – sie sind normal in der Trauer. Wenn die aufgeführten Symptome allerdings länger andauern und nicht abnehmen, so sind dies Anzeichen einer komplizierten Entwicklung und bedürfen unbedingter Aufmerksamkeit von jemandem, der mehr als nur informelle Unterstützung geben kann.

## 3.1 Erstgespräch

Oftmals richten sich Trauernde erst an therapeutische Einrichtungen, wenn sie in Bereichen Schwierigkeiten haben, die scheinbar wenig mit dem Verlust zu tun haben wie Schlafstörungen, übermäßiger Substanzkonsum oder Probleme im Beziehungsbereich. Eine wichtige Frage ist daher, ob sich in der letzten Zeit wichtige Veränderungen in der Lebenssituation des Patienten ergeben haben. Falls es Hinweise auf einen Verlust gibt, sollte dieser angesprochen werden. Es wird geschätzt, dass etwa jeder dritte Patient, der wegen einer psychischen Störung eine Therapie aufsucht, zusätzlich unter einer komplizierten Trauerreaktion leidet. Es ist deshalb wichtig abzuklären, wie und in welchem Ausmaß frühere Verluste zum heutigen Problem beigetragen haben. Ob die Probleme schon früher aufgetreten waren und ob sich die Intensität der Schwierigkeiten seit dem Verlust verstärkt hat, sind in diesem Zusammenhang wichtige Fragen. Aus Gründen der Pietät wird oft verzichtet, die Trauer selbst anzusprechen. Dabei können die folgenden Fragen wichtige Hinweise darauf geben, ob die Trauer selbst zum Problem geworden ist (vgl. auch die Karte „Leitfaden für das Erstgespräch“ am Ende des Buches).

**Schätzungen vermuten hinter jeder dritten psychischen Störung eine komplizierte Trauerreaktion**

**Fragen und Bereiche zur Abklärung im Erstgespräch**

- Sind im Zusammenhang mit der verstorbenen Person Gedanken aufgekommen, dass das eigene Verhalten im Zusammenhang mit dem Tod der geliebten Person steht?
- Inwieweit konnte der Verlust als endgültig akzeptiert werden? Welche Rolle spielt die verstorbene Person im täglichen Leben? Inwieweit weilt sie noch unter den Lebenden?
- Gibt es Dinge im Zusammenhang mit der verstorbenen Person, über die nicht gesprochen werden darf oder die tabuisiert werden?
- Inwieweit konnte Abschied genommen werden; in welcher Form wurde Abschied genommen?
- Gibt es zwanghafte Gedanken, die um den Tod kreisen?
- Inwieweit sind Spannungszustände oder ungewollte Gefühlsausbrüche im Zusammenhang mit dem Tod aufgetreten? Gab es Gedanken wie „Jetzt drehe ich durch“ oder Wut und Zorn gegenüber der verstorbenen Person oder gegenüber anderen, die mit der verstorbenen Person in Kontakt waren? Inwieweit spielen diese Gefühle heute noch eine Rolle?
- Hat das Leben ohne die verstorbenen Person noch einen Sinn? Welche Zukunftsperspektiven gibt es?
- Überkommt einen manchmal das Gefühl einer immensen Müdigkeit und Antriebslosigkeit, wenn an die verstorbene Person gedacht wird?
- Gibt es Zeichen übertriebener Aktivität?
- Wird das Thema „Tod“ vermieden? Wie steht es mit Besuchen auf dem Friedhof?

- Kann das Thema Trauer angesprochen werden, ohne dass es zu unkontrollierten Tränen und anderen intensiven emotionalen Reaktionen kommt? In diesem Zusammenhang Dauer und Zeitpunkt beachten!
- Gibt es einen Todeswunsch oder eine Todessehnsucht?
- Gibt es somatische Symptome wie Herzstechen, Herzrasen, Gewichtsverlust oder eine allgemeine Missachtung körperlicher Bedürfnisse?
- Gibt es im Zusammenhang oder in der Folge des Verlustes private oder berufliche Schwierigkeiten?
- Inwieweit werden Alkohol oder andere Substanzen eingesetzt, um die Trauer zu bewältigen?

## 3.2 Differenzialdiagnose

Gerade bei komplizierten Trauerreaktionen muss genau abgeklärt werden, ob die Symptomatik nicht schon vor dem Verlust vorhanden war. Besonders bei einer bereits bestehenden Depression ist die Wahrscheinlichkeit einer komplizierten Trauer stark erhöht. Laut Simon und Mitarbeiter (2007) weisen über 70 % aller kompliziert Trauernden eine Lebenszeitprävalenz für eine majore Depression auf. Wie im Kapitel 1.6 beschrieben, sind in vielen Fällen auch die Kriterien einer posttraumatischen Störung bei einer komplizierten Trauer erfüllt. Für die Therapieplanung gilt daher abzuklären, ob eine Depression, eine posttraumatische Belastungsstörung oder eine Abhängigkeitsproblematik vorliegt. Alle diese Störungen können andere Behandlungsmaßnahmen notwendig machen.

Können nach sorgfältiger Abklärung mittels diagnostischer Interviews, wie dem „Strukturierten Klinischen Interview für DSM-IV – Achse I (SKID-I; Wittchen, Zaudig & Fydrich, 1997) oder dem „Diagnostischen Interview bei psychischen Störungen (DIPS; Margraf, Schneider & Ehlers, 1994) andere Störungen ausgeschlossen werden, muss die Trauerreaktion selbst diagnostiziert werden. Die Kriterien für eine komplizierte Trauerreaktion sind vor allem ein starkes Vermeidungsverhalten, innere Leere, gedankliche und emotionale Intrusionen (bis zu pseudohalluzinatorischen Erfahrungen) und eine Verschlechterung der psychosozialen Situation. Da die Diagnosevorschläge für die komplizierte Trauerreaktion über die verschiedenen Klassifikationssysteme divergieren, bleibt eine große Unschärfe bestehen. Für die Abrechnung mit Kassen empfiehlt es sich daher, bei fehlender Komorbidität im Falle einer komplizierten Trauer die Diagnose „Anpassungsstörung" (ICD F43.2) zu geben, weil für die „anhaltende komplexe Trauerreaktion" nur eine vorläufige Diagnose gegeben werden kann. Im DSM-5 kann die Anpassungsstörung als „mit Trauer verbunden" spezifiziert werden. Sind die Kriterien für eine komplizierte Trauer nicht gegeben, kann es sich auch um eine Trauerreaktion handeln, die den Trauernden in ihrer Intensität überrascht, die aber durch Information über die Trauerreaktion relativ rasch normalisiert werden kann.

**Eine komplizierte Trauerreaktion ist oft schwer von einer posttraumatischen Belastungsstörung zu unterscheiden**

Die Komorbidität von Trauer mit anderen psychischen Symptomen oder das Bestehen einer psychiatrischen Störungen mit gleichzeitiger Trauer ist ein komplizierender Faktor in der Behandlung von Patienten. Eine klare Regel, ob zuerst die psychische Störung geheilt und anschließend sich mit der Trauer zu befassen ist oder gerade umgekehrt, existiert nicht. Im Fall einer gleichzeitig vorliegenden posttraumatischen Belastungsstörung geht der Therapeut das Risiko einer Retraumatisierung ein, wenn nicht zuerst das Trauma behandelt wird. Diese Position wird allerdings durch die Tatsache abgeschwächt, dass es in der Praxis oft schwerfallen wird, zwischen diesen Diagnosen zu unterscheiden.

**Bei vorliegendem Trauma ist dieses zuerst zu behandeln**

Oftmals haben Personen mit einer existierenden Problematik keine Kapazität, den Verlust richtig zu betrauern. Bei einer bestehenden Störung ist grundsätzlich davon auszugehen, dass das Erleben der Trauer die Symptomatik verstärkt. Diese Folgerung leitet sich aus der Inkonsistenzperspektive ab – der Verlust einer nahestehenden Person ist eine weitere Quelle der Inkonsistenz, welche schon ursprünglich zur Ausbildung einer psychischen Störung geführt hat.

Unter Umständen kann bei einer komorbiden Störung der Einsatz von Medikamenten angebracht sein (Raphael, Minkov & Dobson, 2001). Hierbei ist besonders zu beachten, die Medikamente spezifisch auf die komorbide Störung anzupassen. So hat sich gezeigt, dass „Amitryptilin" – ein trizyklisches Antidepressivum – zwar die komorbide Depression zu lindern imstande ist, die Intensität der Trauer durch die medikamentöse Behandlung jedoch nicht beeinflusst wird. Psychiatrische Leitlinien empfehlen den Einsatz von SSRI's bei komplizierter Trauer; vorläufige Ergebnisse liegen für vier Trials vor (Bui et al., 2012). Auch psychotherapeutische Maßnahmen müssen beim Vorliegen einer komorbiden Störung differenziert eingesetzt werden.

## 3.3 Problemanalyse und weitere diagnostische Maßnahmen

### *3.3.1 Problemanalyse*

**Bei komplizierter Trauer können Gefühle kaum kontrolliert werden**

Trauer wird nicht immer gleich intensiv erlebt, sondern ist zustands- und situationsabhängig. Ein Zeichen einer komplizierten Trauer ist jedoch, dass sie im Gegensatz zur einfachen Trauer situationsunabhängiger erlebt wird. Während in der einfachen Trauer vor allem an Orten und Zeiten getrauert wird, die dafür geschaffen wurden (Kirche, Friedhof, Gedenkstätte, Gedenktage wie Geburts- oder Sterbetag), können in der komplizierten Trauer die Gefühle weniger gut oder überhaupt nicht reguliert werden. Bestimmte, vielfach vermiedene Orte oder Gegenstände lösen oft jedoch sehr heftige Reaktionen aus. Für den Therapeuten ist es wichtig zu erfahren, bei welchen Gelegenheiten dysfunktionale Gedanken und intrusive Emotionen erlebt werden. So können beispielsweise spielende Kinder oder der Anblick eines Kinderwagens überaus intensive Hassgefühle auslösen. Für die individuelle Therapieplanung ist es wichtig, die Gedanken, die dabei ablaufen, möglichst genau zu kennen. Dabei müssen auch die Reaktionen der wichtigsten Bezugspersonen exploriert werden. Weitere wichtige Information für die Therapieplanung sind:

- Was hat die trauernde Person bisher unternommen, diese Reaktionen in den Griff zu bekommen?
- Welche Funktion hatte die verstorbene Person?
- An wen wendet sich die trauernde Person, wenn sie Hilfe braucht?
- Wie äußert sich die Trauer genau? Welche Gefühle oder Gefühlsmischungen sind vorherrschend? Welche Verhaltensweisen fallen auf, wenn über die verstorbene Person gesprochen wird?
- Was löst das problematische Verhalten, die intrusiven Gefühle aus?
- Was wird mit dem problematischen Verhalten vermieden? Weiterführend: Mit welchen Reaktionen ist zu rechnen, wenn diese Aktivität verhindert wird?
- Hat die Trauer eine instrumentelle Funktion?
- Welche Ressourcen stehen dem Patienten zur Verfügung?

Der letzte Punkt ist besonders für das konkrete therapeutische Handeln von zentraler Bedeutung. Da das Trauern selbst ein Vorgang der Adaption ist – der gesamte Organismus stellt sich auf das Leben ohne die Bindungsperson um –, sind Ressourcen notwendig, um die Umstellung gut bewältigen zu können. Dieser Aspekt wird vor allem durch die Arbeiten von Bonanno (z. B. Bonanno & Kaltman, 1999) vertreten. Aus dieser Perspektive ist der einseitige Fokus auf Trauerarbeit (emotionales Durcharbeiten) nicht nur wenig hilfreich, sondern kann sogar schaden, weil sie der trauernden Person Ressourcen zur Bewältigung des Verlustes entzieht.

### 3.3.2 Klinische Fragebögen

**Fragebögen und Tagebücher können den Patienten eine wertvolle Rückmeldung vermitteln**

Fragebögen zur Erfassung der Befindlichkeit sind zur Erfassung der Erfolgs- und Qualitätskontrolle zum Standard geworden. Neben globalen Skalen wie der Symptom-Checkliste haben sich auch symptomspezifische Fragebögen zur Selbstevaluation der komplizierten Trauer etabliert. Diese Instrumente wurden im Abschnitt 1.7. aufgeführt.

Unbedingt ebenfalls sollten Fragebögen zur Erfassung der Depression wie das Beck Depression Inventar (BDI-II; Hautzinger, Keller & Kühner, 2006) und ein Instrument zur Erfassung der posttraumatischen Belastungsreaktion wie die „Impact of Event Skala“ (Maercker & Schützwohl, 1998) eingesetzt werden.

Für die Patienten kann es sehr hilfreich sein, wenn die akute Belastung grafisch aufbereitet und in der Therapie ausführlich besprochen wird. Dies sollte in einer Weise geschehen, die die trauernde Person nicht pathologisiert.

### 3.3.3 Tagebücher

Tagebücher oder Situationslisten dienen der Erfassung von Symptomen in realen Situation und Begegnungen. Sie sind ein bewährtes Mittel in der Therapie von Ängsten. Weil die Trauerreaktion selbst, speziell deren typische Symptome wie das Weinen, Schluchzen oder andere emotionale Anzeichen als „normal“ und Gedanken wie „Das Leben hat ohne meinen Partner keinen Sinn mehr“ vom Trauernden selbst nicht als „irrational“ gewertet werden, können sich motivationale Schwierigkeiten bei der Durchführung einstellen. Für den Therapeuten sind diese Reaktionen jedoch sehr wertvoll. Sie dienen dazu, automatisiertes Vermeidungsverhalten und dem Patienten nicht bewusste Konflikte zu entdecken.

### 3.3.4 Plan- und Schemaanalyse

**Die Plananalyse dient dazu, motivationale Konflikte aufzudecken**

Die Plan- und Schemaanalyse ist das bisher bewährteste Mittel, um motivationale Konflikte aufzuzeigen und zu verdeutlichen (Caspar, 1989). Dabei können Pläne von allgmeinen Bedürfnissen und Zielen (top-down) oder von konkretem verbalen und nonverbalen Verhalten (bottom-up) erschlossen werden. Abstraktere, allgemeinere Pläne und Ziele werden in der Hierarchie oben, unmittelbare, relativ verhaltensnahe Pläne hierarchisch weiter unten dargestellt. Die Relationen zwischen Plänen (und Verhaltensweisen) sind Mittel-Zweck-Relationen. Auf diese Weise lassen sich Konflikte leicht illustrieren. In der Problemanalyse der komplizierten Trauer dient die Plan- und Schemaanalyse beispielsweise der Aufdeckung von Loyalitätskonflikten in Bezug auf das Bedürfnis nach Intimität und Bindung. Abbildung 7 zeigt einen Ausschnitt einer hypothetischen Planstruktur. Das Aufrechterhalten der Trauer hat in diesem Beispiel die instrumentelle Funktion, neue Beziehungen zu verhindern. Die Struktur dient als heuristisches Arbeitsmittel für die Therapieplanung. Die durchgezogenen Linien zeigen die Mittel-Zweck-Relationen. Die gestrichelten Linien verdeutlichen eine Ausschlussrelation. Im Beispiel wird deutlich, dass die Trauer die Funktion hat, die Liebe zum verstorbenen Mann zu bewahren. Damit wird einerseits dem Grundbedürfnis nach Intimität und Bindung stattgegeben, andererseits werden neue intime Beziehungen verunmöglicht. So hilft die chronische Trauer, sich selbst als unattraktiv zu sehen. Damit verhindert die Patientin, sich auf neue Beziehungen einzulassen.

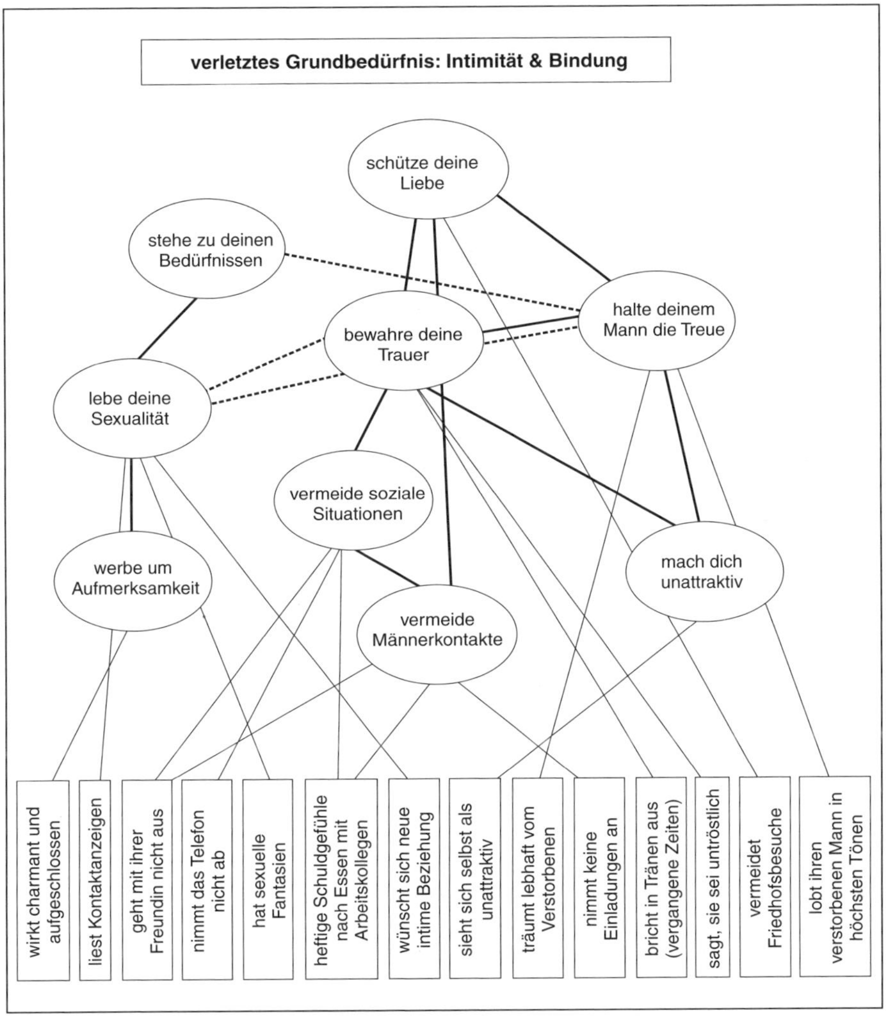


**Abbildung 7:** Loyalitätskonflikt in der Trauer – eine hypothetische Planstruktur zur Aufdeckung eines Loyalitätskonfliktes (Erläuterungen siehe Text)

Mit einer solchen Planstruktur lassen sich Konflikte verdeutlichen, besonders, wenn die Planstruktur gemeinsam mit dem Patienten erarbeitet wird. Je vernetzter ein Plan oder ein Verhalten ist, desto schwieriger ist eine Veränderung. Im Beispiel wird deutlich, dass die Trauer für die Patientin die zentrale Funktion hat, die Beziehung zum verstorbenen Mann zu erhalten und gleichzeitig zu verhindern, dass sie für potenzielle Partner attraktiv ist. Der zentrale Konflikt – das Ausleben ihrer Sexualtät und das Bedürfnis nach einer echten Beziehung – bleibt somit weitgehend unbewusst.

## 3.5 Indikation

Das nachfolgende Behandlungsprogramm dient als Heuristik, nach der sich Therapeuten richten können. Aus der möglichen Komplizierung der Trauer durch (a) bereits existierende psychische Störungen, (b) einer durch emotionale Überreaktion und dysfunktionalen Kognitionen verstärkten Trauerreaktion oder (c) durch motivationale Konflikte chronifizierte Trauer ergeben sich unterschiedliche therapeutische Vorgehensweisen. Je nach Intensität der Realitätsverleugnung und entsprechendem Vermeidungsverhalten sollten die Behandlungsprioritäten anders gesetzt werden. Dadurch ergibt sich die Notwendigkeit einer individuellen Fallkonzeption. Bisher gibt es keine „goldene Regel" für die Therapie einer komplizierten Trauer; entsprechende Rezepte wie forcierte Trauerrituale, die der Intensivierung der Trauergefühle dienen, sind problematisch und oft kontraindiziert. Aus den Ausführungen zur natürlichen Trauerreaktion geht zudem hervor, dass es keine normativen Trauerreaktionen gibt und deshalb die Abgrenzung zu komplizierten Formen der Trauer trotz guter Diagnostik schwierig und fehlerbehaftet bleibt. Therapeuten sind zudem gut beraten, ihre eigenen Vorstellungen gegenüber der Trauer zu hinterfragen, bevor sie sich auf eine bestimmte Vorgehensweise einlassen.

### *Komorbidität von Depression*

**Posttraumatische Belastungsstörungen und Depression sind vorrangig zu behandeln**

Bei gleichzeitigem Vorliegen einer Depression sollte die zeitliche Abfolge berücksichtigt werden. Lag bereits vor dem Verlust eine Depression vor, sollte diese vorrangig behandelt werden. Solange die Depression nicht richtig behandelt wird, kann keine eigentliche Trauerarbeit geleistet werden. Umgekehrt kann ein Verlust eine depressive Reaktion zur Folge haben. In diesem Fall liegt eine komplizierte Trauer vor.

### *Komorbidität von posttraumatischen Belastungsstörungen*

Ein Verlust, der unter dramatischen Umständen eingetreten ist, zeigt häufig die Symptomatik einer posttraumatischen Belastungsstörung (PTBS). In vielen Fällen ist eine solche Diagnose auch gegeben, wenn die überlebende Person beispielsweise Zeuge eines Unfalls mit Todesfolge war. Liegt ein posttraumatisches Symptombild vor, sollte entsprechend behandelt werden (siehe Ehlers, 1999). Die eigentliche Trauerarbeit kann erst erfolgen, wenn die primären Symptome der PTBS behandelt sind, da sonst eine Retraumatisierung nicht ausgeschlossen werden kann.

# 4 Behandlung und therapeutische Unterstützung

Die Therapie der Trauer richtet sich an Personen, die ihre Trauer als unerträglich erleben oder die sich wegen anderer Probleme an einen Psychotherapeuten gewandt haben und während der Behandlung realisieren, dass ihre Probleme zumindest teilweise mit einem bisher unverarbeiteten Verlust zu tun haben.

**Vier Aufgaben, die der oder die Trauernde zu erfüllen hat**

Die spezifischen Faktoren in der Begleitung Trauernder können als Unterstützung der Verarbeitung des Verlustes betrachtet werden, die sowohl emotionale Aspekte wie auch die Anpassung an veränderte Lebensumstände betrifft. Dabei steht die aufgabenorientierte Sicht der Trauerarbeit exemplarisch für die therapeutische Herangehensweise (Worden, 1986). Worden unterscheidet vier Aufgaben:

1. *Die Wirklichkeit des Verlustes zu akzeptieren.* Viele Trauernde haben Mühe, die Realität des Todes des geliebten Menschen zu akzeptieren; die Wirklichkeit erscheint wie ein schlechter Traum, aus dem man entfliehen möchte. Oft setzt eine Art Suche nach der verstorbenen Person ein, die mit Sinnestäuschungen einhergehen kann. So berichten Trauernde, dass sie die Stimme der verstorbenen Person hören, oder sie in einer Menschenmenge wiederzuerkennen glauben. Den Verlust mit allen Sinnen zu akzeptieren, kann ein Vorgang sein, der mehrere Monate dauern kann.
2. *Den Schmerz des Verlustes erfahren und damit zurechtzukommen.* Eine emotional nicht gefühlte Trauer kann sich somatisch in Symptomen äußern oder der emotionale Schmerz setzt als verzögerte Trauerreaktion erst später, Wochen oder Monate nach dem Verlust ein. Das Ausmaß an emotionalen Schmerzreaktionen, wie sich traurig, ärgerlich, schuldig, ängstlich oder extrem einsam fühlen, ist dabei weniger entscheidend für eine gute Verarbeitung als allgemein angenommen, da die Intensität der Trauerreaktion durch viele Faktoren beeinflusst wird. Der Schmerz kann jedoch so schwer sein, dass bestehende medizinische oder psychologische Probleme sich verstärken. Hier ist es therapeutisch sinnvoll, den erlebten Schmerz zu dosieren und Patienten zu ermöglichen, den Schmerz zu kontrollieren.
3. *Sich einer Umgebung anpassen zu lernen, in der die verstorbene Person fehlt.* Es kann Monate dauern, bis alle Facetten des Verlustes realisiert werden. Die wachsende Wahrnehmung des Verlustes ist ein Grund für die lange Zeit, die es braucht, den Tod einer nahestehenden Person zu verarbeiten. Dabei geht es um eine Anpassung an neue Lebensumstände (external), an die Anpassung an neue Rollen und einen neuen sozialen Status, Anpassungen, die das Gefühl der Selbstwirksamkeit betreffen (internal) sowie um eine Anpassung des „belief systems“ – Glaubensfragen und die eigene Weltsicht (spirituell).

4. *Die Beziehung zur verstorbenen Person neu definieren.* Die verstorbene Person muss nicht aus dem Leben gelöscht werden, aber die Beziehung soll in einer Weise gestaltet werden, die das eigene Weiterleben gestattet. So sollen neue, auch intime Beziehungen möglich werden, wenn der Ehepartner verstorben ist. Inwieweit die Bindungen ganz aufgelöst („moderne" Auffassung) oder ganz beibehalten („romantische" Auffassung) werden, muss der oder die Trauernde selbst herausfinden. Wichtig ist, den Tod der geliebten Person zu akzeptieren. Es müssen tolerierbare Wege gefunden werden, wie die verstorbene Person erinnert werden kann. Bei einer posttraumatischen Reaktion nach einem traumatischen Tod kann es vorkommen, dass es den Überlebenden nicht möglich ist, sich ohne Retraumatisierung an die Person zu erinnern. Daher ist es ein wichtiges therapeutisches Ziel, Erinnerungen an frühere Zeiten zu ermöglichen. Dies gilt vor allem auch für Überlebende von Gewaltverbrechen oder von Terroranschlägen.

Neben der emotionalen Verarbeitung gehört vor allem die Orientierung auf das Leben ohne den verstorbenen Angehörigen zu den zentralen Aufgaben trauernder Personen. Das Oszillieren zwischen Trauer und entsprechender Gefühlslagen und das – unter Umständen allzu optimistisch erscheinende – Aufkommen von neuen Perspektiven und Aufgaben ist dem Außenstehenden oft nicht nachvollziehbar. Das scheinbar Unberechenbare der Trauerreaktion trägt zum Rückzug des sozialen Umfeldes bei. Für das therapeutische Arbeiten stellt die Kenntnis dieser Reaktionen jedoch die wichtigste Voraussetzung für erfolgreiches Arbeiten mit Trauernden dar.

Eine Trauerbegleitung darf sich nicht darauf beschränken, die „Trauer zuzulassen" und dabei unter Umständen zu stark auf soziale Normen des „richtigen Trauerns" zu fokussieren, sondern sie sollte eine aktive Auseinandersetzung mit allen Aspekten sein, mit dem sich Trauernde konfrontiert sehen. Das kann unter Umständen sogar die Unterstützung von Vermeidungsverhalten im Sinne einer Dosierung schmerzhafter Gefühle einschließen.

Die in diesem Kapitel beschrieben Vorgehensweisen und Methoden lassen sich in vier große Bereiche unterteilen, in klärungs- und bewältigungsorientierte Methoden, in Ressourcenaktivierung und die Aktivierung von problematischen Bereichen (vgl. Tabelle 4).

## *Beziehungsgestaltung*

Die Voraussetzung für eine erfolgreiche Behandlung ist eine gute Beziehung zwischen Patient und Therapeut. Das gilt für alle therapeutischen Beziehungen, für die Arbeit mit Trauernden aber besonders, weil der Verlust zu einer Bindungsperson immer auch mit sehr persönlichen Gefühlen verbunden ist und Trauernde diesen Bereich auch schützen wollen. Es ist wichtig, diese Sphäre der Privatheit zu respektieren und gleichzeitig ist es sehr

**Tabelle 4:** Übersicht über die therapeutischen Interventionen

| | |
|---|---|
| **Klärung** | – Einsicht in problematische Überzeugungen<br>– Orientierung über die Trauer und deren Symptome<br>– Normalisierung erlebter Gedanken und Gefühle<br>– Motivationale Klärung<br>– Neuorientierung mittels narrativen Techniken |
| **Bewältigungs-orientiertes Vorgehen** | – Konfrontation mit stark vermiedenen Reizen<br>– Veränderung problematischer Kognitionen und Einstellungen<br>– Training sozialer Kompetenzen<br>– Ermöglichen von korrektiven Erfahrungen<br>– Genuss-Training (Selbstbelohnungstraining)<br>– Aufmerksamkeits-Dissoziation |
| **Ressourcen-aktivierung** | – Aktivierung sozialer Kompetenzen<br>– Aktivierung positiver Gefühle und Erfahrungen<br>– Aktivierung sozialer Netzwerke<br>– Positive Erfahrung mit verstorbener Person ermöglichen |
| **Problem-aktivierung** | – Thematisieren und Symbolisieren des Verlustes<br>– Schmerzhafte Gefühle ansprechen und mittels Übungen mit solchen konfrontieren.<br>– Helfen, der Trauer Ausdruck zu geben<br>– Rekonstruktion der Beziehung zur verstorbenen Person |

wichtig, nicht nur die trauernde, sondern auch die verstorbenen Person wahrzunehmen. Dies kann auf verschiedenen Wegen erleichtert werden. Am besten geht es, wenn man sich Erinnerungsstücke oder Fotografien gemeinsam ansieht. Wenn die Vertrauensbasis für einen solchen direkten Einstieg fehlt, muss diese zuerst geschaffen werden, indem Befürchtungen angesprochen, aber auch Erwartungen und therapeutische Ziele gemeinsam formuliert werden. Ein zentraler Aspekt der therapeutischen Beziehungsgestaltung ist die Aktivierung persönlicher Ressourcen, wobei unter allen Umständen die individuelle Trauererfahrung wahrgenommen und berücksichtigt werden muss. Trauernde wollen nicht in erster Linie Trost und Beruhigung erfahren, sondern vom Therapeuten in ihren konkreten Anliegen ernst genommen werden. Als Beispiel sei eine Patientin angeführt, die nicht für sich selbst Hilfe gesucht hatte, sondern weil sie sich bei der Erziehung ihrer Kinder überfordert fühlte und sich durch die Therapie Unterstützung erhoffte. Nach den ersten Sitzungen konnte dieses erste Ziel auf weitere Ziele bezüglich persönlicher Probleme mit der Verarbeitung des Verlustes erweitert werden.

**Trauernde wollen in ihren konkreten Anliegen ernst genommen werden**

Diese Haltung schließt eine aktive, ressourcenorientierte, ja mitunter fröhliche Beziehung zwischen Patient und Therapeut keineswegs aus. Die Konfrontation mit den Inhalten und Konsequenzen des Verlustes wird erst möglich, wenn der ganze Mensch – der ja nicht nur in Trauer ist – mit seinen Zielen, Wünschen und Wertvorstellungen angesprochen wird.

## 4.1 Behandlungsmethoden

### 4.1.1 Klärungsorientierte Vorgehensweise

**Fallbeispiel:**

Auf Anraten des Hausarztes sucht ein junger, etwa dreißigjähriger, gut aussehender Mann die ambulante Psychotherapiestation auf. Er leidet unter ihm unerklärlichen nächtlichen Panikattacken, was ihm um so seltsamer vorkommt, als in seinem Leben alles bestens geraten ist. Seit sieben Jahren lebt er mit seiner jetzigen Frau zusammen; sie haben zwei kleine Töchter, die er über alles liebt. Er lernte seine Frau kennen, als er noch auf die Fachhochschule gegangen war. Nach seinen eigenen Aussagen sind sie sehr glücklich verheiratet und durch die Heirat ist der Patient Mitbesitzer eines gut gehenden Geschäftes geworden. Dazu teilt er mit seiner Frau eine befriedigende Freizeitbeschäftigung; beide spielen leidenschaftlich Golf.

Das erklärte Therapieziel ist, die Angst so schnell als möglich „wegzumachen". Die Symptome schildert er als ein Todesgefühl, wie demnächst den Verstand zu verlieren. Auch die Tatsache, dass seine Frau anwesend ist, helfe ihm in diesen Momenten nicht. Er sei total blockiert, müsse erbrechen. Er wisse, dass Vermeiden keine Lösung sei, aber er versuche schon, sich abzulenken, er habe auch autogenes Training gemacht. Diesen Sommer sei er nach einer solchen Attacke auch in ein Loch gefallen, er sei 14 Tage nicht daraus herausgekommen, was für ihn eine völlig neue Erfahrung gewesen ist. Er sei grundsätzlich optimistisch, habe auch sonst nie Probleme. Er könne sich nicht erklären, weshalb er plötzlich weinen muss, wenn er von der Arbeit heimkommt und kämpft gegen das Gefühl an, niemanden mehr gern zu haben.

Aufgewachsen war er als zweites Kind eines Handwerkers in einem kleinen Dorf; er habe sehr gute Beziehungen zu den Großeltern gehabt, die im gleichen Haus wohnten. Als er in der vierten Klasse war, war der Großvater gestorben. Bei der Beerdigung habe er einen Mantelknopf geschluckt und dabei einen Erstickungsanfall erlitten.

Die jetzige Arbeit gefällt ihm sehr gut, auch wenn er den gelernten Beruf aufgeben musste. Er teilt sich die Arbeit im Betrieb mit seiner Frau, wobei er einen Teil der Hausarbeit übernimmt.

Neben den Panikanfällen ist ein quälendes „Grübeln" ein weiteres Problem. Der Patient gibt an, außer diesen spezifischen Problemen ein zu 100 Prozent glückliches Leben zu haben und wünscht aus diesem Grund ein problemorientiertes, verhaltenstherapeutisch ausgerichtetes Vorgehen. Ausdrücklich will er nicht in seiner Vergangenheit „herumstochern".

Im Laufe der Therapie offenbart sich das Grübeln vor allem als ein zwanghaftes Nachdenken über den Tod und allem, was damit zusammenhängt. Die Inhalte der Gedanken sind morbid und werden vom Patienten vehement abgelehnt. Das war der Hinweis für den Therapeuten, dass möglicherweise eine unverarbeitete Trauer vorliegen könnte. Erst in der siebten Therapiesitzung konnte das Thema Trauer thematisiert werden und in den folgenden vier Stunden stand der Verlust des Großvaters sowie des damaligen sozialen Bezugrahmens im Zentrum der Sitzungen. Dies hatte zur Folge, dass die zwanghaften morbiden Gedanken fast augenblicklich zurückgingen. Damit war auch das „Gedankenrasen" und die nächtlichen Panikattacken weg und tauchten als Problem auch ein Jahr nach Abschluss der Therapie nicht mehr auf.

Das Beispiel zeigt die Wichtigkeit eines klärungsorientierten Vorgehens in der Therapie. Hinter unerklärlichen Symptomen kann sich unter Umständen ein unverarbeiteter Verlust verstecken. Hinweise darauf können Inhalte von intrusiven Gedanken sein oder wie im Beispiel der ausdrückliche Wunsch, nicht in der Vergangenheit herumzustochern.

Eine der Aufgaben der Trauerarbeit ist es, sich des Verlusts bewusst zu werden. Die Integration der mit der verstorbenen Person verbundenen Werte setzt eine *Klärung* der eigenen Motive und Ziele voraus. Diese Arbeit hatte der junge Mann nicht geleistet – erst in der Therapie wurde ihm klar, wie sehr ihn sein Großvater geprägt hatte und wie stark er sich von diesen Werten entfernt hatte, ja sich teilweise seiner bescheidenen Herkunft wegen im neuen Umfeld schämte. Indem er sich damit auseinandersetzte, konnte er das Sterben akzeptieren – der Tod verlor seinen unausgesprochenen Schrecken.

Die Aufgabe eines klärungsorientierten Vorgehens besteht darin, die mit dem Verlust assoziierten Kognitionen und Gefühle hinsichtlich des eigenen Bedeutungssystems, des Weltbildes und der eigenen Lebensgeschichte zu überprüfen.

Einsicht in problematische Überzeugungen stellt einen weiteren Schritt im klärungsorientierten Vorgehen dar. Der junge Mann war der Überzeugung, dass die Beschäftigung mit dem Tod morbid sei. Er wich dem Thema folgerichtig aus. Tabuisierte Themen werden oft durch problematische Haltungen gerechtfertigt. In der Therapie können diese Werthaltungen angesprochen werden. Oft reicht es aus, unausgesprochene Themen zu normalisieren, damit sich die entsprechenden Verhaltensweisen ändern. Damit verbundene Scham- oder Schuldgefühle können ebenfalls direkt angesprochen werden.

Zur Aufdeckung von Konflikten eignet sich die im Kapitel 3.3.4 erwähnte Plan- und Schemaanalyse.

### *Schema-Rekostruktion*

Die zentrale Aufgabe in der Trauer besteht darin, den Verlust in das eigene individuelle Bedeutungssystem zu integrieren. Für die praktische Arbeit bedeutet dies, die verstorbene Person in ihrer Bedeutung für sich selbst wahrzunehmen und die Beziehung zu dieser Person in ihrer gesamten Komplexität zu begreifen. Diese Aufgabe wird als Schema-Rekonstruktion bezeichnet.

Der Schema-Rekonstruktionsprozess beinhaltet Brüche und Konflikte, die, wenn sie angesprochen werden, unter Umständen starken emotionalen Schmerz aufkommen lassen. Diese emotionalen „Wechselbäder" kommen in der Trauer dauernd vor. Therapeuten sind dem emotionalen Ausdruck selbst ebenfalls ausgesetzt. Dadurch hervorgerufene eigene Gefühle können unter Umständen davon abhalten, Konflikte anzusprechen. Grundsätzlich unterscheidet sich die Trauertherapie in diesem Punkt aber nicht von der allgemeinen Traumatherapie.

**Eigene Einstellungen und Gefühle gegenüber dem Tod können Therapeuten daran hindern, konfliktbeladene Themen anzusprechen**

Im Beispiel des dreißigjährigen Mannes ging es in der Therapie auch darum, herauszuarbeiten, dass möglicherweise die Angst, alleingelassen zu werden, der Auslöser für die nächtlichen Attacken war. Gleichzeitig mussten die Befürchtungen des Patienten entkräftet werden, an einer organischen Krankheit zu leiden. Hinweise auf solche Auslöser gab es genug, aber sie waren nur dem Therapeuten zugänglich. Indem der Therapeut auf Widersprüche aufmerksam machte, gelang es, den Tod des geliebten Großvaters zum Thema der Therapie zu machen.

Korrigierende Erfahrungen mit verstorbenen Personen müssen sich allein auf Einsicht und emotionales Nacherleben stützen. Dazu können imaginative Techniken wie Vorstellungsübungen, Rollenspiele, der „leere Stuhl", oder imaginatives Hineinversetzen in die verstorbene Person helfen.

Die Rolle des Therapeuten ist die eines „Moderators": indem er hilft, implizite, unausgesprochene oder nur angedeutete Probleme oder Konflikte zu verdeutlichen und zu explizieren, vertieft er die Auseinandersetzung mit der verstorbenen Person. In vielen Fällen ist die Auflösung solcher unausgesprochener Konflikte von intensiven Emotionen geprägt – die Erkenntnis, dass die verstorbene Person eine andere Sichtweise als geglaubt hat, kann enorm befreiend sein.

**Beispiel: Schema-Rekonstruktionsprozesses**

In der Konfrontation mit ihrer verstorbenen Mutter, welche auf dem leeren Stuhl „sitzt", macht sich die Patientin schwere Vorwürfe bezüglich der Pflege, die sie ihrer Mutter angedeihen ließ. Mit den Worten: „Der Wille ist da, aber das Fleisch ist schwach", versucht sich die Patientin zwar zu entschuldigen, aber die Worte klingen ihr hohl und sie weiß, dass sie nicht alles gegeben hatte, was sie hätte tun können. An dieser Stelle fordert der Therapeut sie auf, dies der Mutter direkt zu sagen, was der Patientin auch gelingt. Noch immer klingt sie defensiv, als sie laut ausspricht: „Mutter, ich habe getan, was ich konnte, mehr ist nicht drin gelegen. Aber du musst wissen, auch wenn ich schwach bin, liebe ich dich dennoch!" An dieser Stelle fordert der Therapeut die Patientin auf, ihrer Mutter die unmittelbaren Gefühle mitzuteilen. Jetzt kann die Tochter endlich sagen: „Mami, ich vermisse dich." In der kurzen Pause füllen sich die Augen mit Tränen und gleichzeitig entfaltet sich ein tiefes, herzliches Lachen auf ihrem Gesicht. Dann fährt die Patientin fort: „Ich vermisse, dass ich dich anrufen kann und dir berichten kann, was meine Tochter gerade wieder angestellt hat und mit dir darüber zu reden, und mit dir vielleicht auch über meine Art der Erziehung zu streiten."

Im Anschluss an diese Sequenz schlüpft die Patientin in die Rolle der Mutter, indem sie auf dem leeren Stuhl Platz nimmt und ihre Mutter sagen lässt: „Ich weiß, dass du alles getan hast, was in deinen Kräften steht und ich bin stolz auf dich!"

Das Beispiel ist typisch für die Art des Rekonstruktionsprozesses in der Trauerarbeit. In der Erkenntnis, dass all die Unzulänglichkeiten nichts an der Beziehung und der Liebe ändern, gelingt es der Patientin, eine neue, emotional intensivere und direktere Beziehung zur verstorbenen Mutter aufzubauen.

Im Folgenden sind therapeutische Leitsätze aufgelistet, welche im Bedeutungsbildungsprozess wichtig sind.

**Therapeutische Leitsätze für den Rekonstruktionsprozess**

- *Ungelöste Konflikte und Auseinandersetzungen mit der verstorbenen Person.* Trauernde – Einzelpersonen und ganze Familien – gehen oft irrtümlich davon aus, dass ihre Konflikte mit der verstorbenen Person nach dem Tod nicht mehr gelöst werden können. Diese Annahmen bleiben unwidersprochen, weil Konflikte oft ein Tabuthema sind und nicht selten kollektiv vermieden werden. Ungelöste Konflikte können langfristig jedoch Anpassungsprobleme und Symptome verursachen.
- *Das ganze emotionale Erleben in die Trauer einbringen.* Es kann sehr lustvoll sein, mit alten Geschichten umzugehen, diese Geschichten miteinander zu vergleichen oder die Erinnerung an Verstorbene mit spannenden und anderen Familienmitgliedern unbekannten Facetten anzureichern. Therapeutisch kann dieser Prozess angeregt werden, indem man den Familienmitglieder gestattet, nicht nur „Trauer zu tragen", sondern ihr ganzes emotionale Erleben einzubringen.
- *Es ist für die Hinterbliebenen wichtig, sich auf ihre eigene Art verabschieden zu können.* Der Tod kann relativiert werden, wenn sich Angehörige als Bindeglied zwischen den Verstorbenen und noch nicht Geborenen verstehen und die Natur des Sterbens akzeptieren lernen. Wichtig dabei ist, den Verlustschmerz nicht zu relativieren.
- *Individuelles Trauern zulassen.* Eine Atmosphäre, welches individuelles Trauern zulässt, erlaubt gleichzeitig auch die Lust am Leben. Eine Trauer ohne diesen Ausgleich kann auf Dauer nicht aufrechterhalten bleiben. Das Ergebnis ist oft eine chronische, energielose Trauer oder eine andere Symptomatik.

### *Schulderleben und Sinnsuche*

Ruminatives (grüblerisches) Verhalten kann eine wichtige Voraussetzung dafür sein, sich aktiver mit der verstorbenen Person auseinanderzusetzen. Dieses grüblerische Verhalten ist motiviert durch den allen Menschen eigentümlichen Drang nach einem „Sinn". Erst wenn wir im größeren Zusammenhang verstehen lernen, wenn das eigenen Tun (oder Lassen) einen Zusammenhang mit dem Effekt (hier dem Tod des Angehörigen) aufweist, erst dann beginnen wir damit, unsere Organe (Verhalten, Motive) den neuen Gegebenheiten anzupassen. Es ist natürlich, wenn sich Eltern Vorwürfe machen, dem Sohn eine Motorradausbildung finanziert zu haben oder wenn die Tochter Schuldgefühle hat, weil sie nicht zu Hause war, als der Anruf aus dem Spital kam. Grüblerisch wird das Verhalten dann, wenn es den Hinterbliebenen nicht gelingt, einen Sinn zu erkennen. Dabei ist schon die Frage nach einem Sinn nicht sinnvoll, da es in den meisten Fällen keinen Wirkzusammenhang zwischen dem eigenen Verhalten und der Todesursache gibt.

**Selbstvorwürfe haben manchmal die instrumentelle Funktion der Kontrolle über das Geschehene**

Diese „Sinnlosigkeit" anzuerkennen, kann jedoch nur gelingen, wenn der Schuldfrage nicht ausgewichen wird. Hinter einem Selbstvorwurf können alte Konflikte stehen, welche das Aufgeben des Grübelns verhindern. Hinter einer Schuld kann auch das Bedürfnis nach Kontrolle stehen. Daraus erklärt sich der paradoxe, aber replizierte Befund, dass Unfallopfer die psychologischen Folgen leichter verarbeiten, wenn sie sich selbst als Verursacher ihres Unglückes sehen können (Bulman & Wortman, 1977).

**Merke: Der Verlust ergibt nicht immer Sinn!**

Es ist schwierig, wenn nicht unmöglich, von den Trauernden zu fordern, dem Verlust einen Sinn zu geben, damit die Trauer „gelöst" wird. Viele Trauernde sehen überhaupt keinen Sinn im Tod eines Kindes oder im frühen Tod des Partners und leiden deshalb nicht unter größerer Symptombelastung. Eine solche Sinnfindung ist auf dem Hintergrund empirischer Befunde auch nicht notwendig; Personen, denen es nicht gelingt, einen Sinn im Verlustgeschehen zu finden, sind gegenüber anderen Personen in ihrem Wohlbefinden nicht benachteiligt (Davis, Wortman, Lehman & Silver, 2000). Die Forderung, Trauernde müssten, um wirklich zu genesen, dem Verlust eine Bedeutung abgewinnen, muss sowohl von der empirischen wie auch aus einer ethischen Perspektive zurückgewiesen werden.

*Fazit:* Im klärungsorientierten Vorgehen geht es weniger um direkte Veränderung konkreter Kognitionen oder Verhaltensweisen, sondern um das Verdeutlichen von problematischem Verhalten und Kognitionen sowie um das Herausarbeiten von Konflikten. Dazu sind narrative Techniken, Rollenspiele und das Erarbeiten wenig bewusster Pläne und Ziele die wichtigsten Zugänge.

### 4.1.2 Bewältigungsorientierte Vorgehensweise

Das Bewältigen der Trauer und der damit verbundenen emotionalen Zustände bedeutet, dass an einzelnen, klar herausgearbeiteten Bereichen konfrontativ vorgegangen wird.

#### *Vermittlung des Störungsmodells*

Komplizierte Trauerformen sind das Produkt verschiedener Prozesse. Intrusionen und dysfunktionale Gedanken sowie die Kombination verschiedener Basisemotionen spielen dabei die wichtigsten Rollen. Mit den dadurch intensivierten emotionalen Zuständen verstärken sich die non-adaptive Reaktionen wie Verleugnung und Vermeidung. Dieser Reaktionskreis kann anschaulich durch das im Kapitel 2.5 dargestellte Aufschaukelungsmodell der komplizierten Trauer (vgl. auch Abbildung 4, S. 38) vermittelt werden.

#### *Konfrontation mit stark vermiedenen Reizen*

Das therapeutische Vorgehen begründet sich in der von Ramsay (1977) postulierten Verwandtschaft von Phobien und der Trauer. In der ungelösten Trauer findet sich Vermeidungsverhalten, insbesondere aller Reize, die mit dem Verlust verbunden sind. Da mit dem konfrontativen Verfahren die Trauerarbeit – die emotionale Auseinandersetzung mit den mit Verlust verbundenen Gefühlen – forciert wird, nennt sich der Ansatz „Guided Mourning". Als Stimuli zur Exposition dienen persönliche Gegenstände der verstorbenen Angehörigen, Gräber und Gedenkstätten sowie Hausaufgaben in Form von Briefen an die verstorbene Person.

**Exposition ist ein wirksames Mittel, um die Trauerreaktion zu dynamisieren**

Eine Variation der In-sensu-Exposition wurde von Shear und Mitarbeitern (2001) vorgeschlagen. Die Patienten werden gefragt, die Todesumstände so zu beschreiben, als wenn sie in der Gegenwart passierten. Dabei bleiben die Augen geschlossen und die Aufmerksamkeit wird auf die gerade ablaufenden Gefühle gerichtet. Die Aufgabe des Therapeuten ist es, einerseits zu unterstützen, andererseits die Stellen mit den höchsten Emotionen („hot spots") zu identifizieren. Die Hausaufgabe besteht darin, diese auf Tonband aufgenommene Sitzung immer wieder zu hören und durch in vivo-Übungen vermiedene Gegenstände oder Orte aufzusuchen. Gegen Ende der Therapie werden gute Erinnerungen an die verstorbene Person gestärkt und Abschiedsbriefe verfasst. Bewältigungsorientiertes Vorgehen ist untrennbar mit der Aktivierung problematischer Schemata verbunden (siehe weiter unten).

**Merke: Wann konfrontieren?**

Ein konfrontatives Vorgehen ist dann indiziert, wenn der Vermeidungsaspekt in der Trauer eine prominente Stelle einnimmt. Diagnostische Hilfsmittels sind Tagebücher, Aussagen von anderen Familienmitgliedern oder standardisierte Fragebögen. Mit dem Trauernden soll eine Rangliste vermiedener Gegenstände und Orte aufgelistet werden. Eine Konfrontation kann sowohl in sensu als auch in vivo graduiert oder massiert durchgeführt werden.

In der Therapie können auch direkte Anrede an die verstorbene Person oder das Schreiben von Briefen an sie wichtige Mittel zur Aktivierung der vermiedenen Emotionen darstellen.

**Zu viel Konfrontation kann eine chronifizierte Trauerreaktion verstärken**

Zu viel Vermeidung ist nicht immer das Hauptproblem in der komplizierten Trauer. Oft wird gerade bei der chronifizierten Trauer zu viel konfrontiert. Vor einer zu schnellen Übernahme von bei posttraumatischen Belastungsstörungen bewährten therapeutischen Maßnahmen sei daher gewarnt. Eine Konfrontation mit entsprechenden Reizen (Fotos, Kleider, Orte) kann sinnvoll sein. Das Ziel ist – wie bei der Konfrontationstherapie von phobischen Ängsten – eine Normalisierung der emotionalen Reaktion. Diese Reaktion kann neben Angstgefühlen und Panikattacken durchaus andere Emotionen, insbesondere Ärger, Wut und Traurigkeit beinhalten.

### *Veränderung problematischer Kognitionen und Einstellungen*

**Problematische Kognitionen müssen gezielt verändert werden**

Im Gegensatz zu statischen „fehlerhaften" Kognitionen und überdauernden Fehlattributionen wie sie in der Depression vorkommen, sind in der Trauer übertriebene Schuldgefühle oder andere irrationale Einstellungen oft vorübergehender Natur. Wenn vorhanden, beeinflussen sie den Trauerprozess stark und oft mit lang andauernder negativer Wirkung. Als Beispiel eines solchen dysfunktionalen Gedankens sei die Überzeugung einer depressiven Mutter genannt, keine gute Mutter zu sein.

**Beispiel: Depressive Mutter**

Die Frau wurde im Umgang mit den eigenen Kindern zunehmend unsicherer. Sie getraute sich zum Beispiel nicht, in das Spiel ihrer Kinder einzugreifen und konnte sie dadurch auch nicht fördern, obwohl sie als Lehrerin arbeitete und im Grunde wusste, dass ihre Kinder dies sehr geschätzt hätten. Die Frau hatte vor Jahren das erstgeborene Kind wegen einer schweren Herzerkrankung verloren und machte sich massive Vorwürfe, dass sie nicht anwesend war, als das Kind starb, weil sie sich eine kurze Auszeit genommen und mit ihren Eltern den Abend verbracht hatte. Bei der Rückkehr ins Spital war die Kleine verstorben. Sie hatte sie also in dem Augenblick allein gelassen, in dem sie als Mutter am meisten gebraucht worden wäre. Mit diesem ungeklärten Schuldgefühl blieb sie alleine, konnte darüber mit niemandem reden. Sie hatte in ihrem Selbstverständnis als Mutter versagt. Erst als in der Therapie diese emotionale Last thematisiert wurde, konnte in der Folge diese Überzeugung bearbeitet werden.

Veränderte Gefühle und Einstellungen gegenüber der verstorbenen Person („sie hat mich im Stich gelassen") oder Selbstvorwürfe wegen unerledigter Dinge werden häufig berichtet. Besonders die Befürchtung, verrückt zu werden, eine erschütterte Zuversicht und Zukunftserwartungen, die Angst davor, das Unglück könne sich wiederholen oder die Überzeugung, man ziehe alles Unglück auf sich sowie ein verändertes Körpergefühl, welches mit veränderten Vorstellungen gegenüber der Sexualität verbunden ist, sind weitere dysfunktionale Schemata in der Trauer. Die oft irrational anmutenden Schuldattributionen können mittels therapeutischer Techniken wie der ABC-Methode oder anderer kognitiven Umstruktierungstechniken angegangen werden. Als eine wichtige Entwicklung innerhalb der Verhaltenstherapie kann die kognitive Restrukturierung gelten. Hierbei werden konfrontative Techniken mit einem sokratischen Dialog gepaart.

**Merke: Sokratische Fragetechnik**

Die Sokratische Fragetechnik beruht auf einem Wissensvorsprung des Fragenden. In der Therapie besteht der Vorsprung im Wissen, dass wenig bewusste Vorstellungen und Gedanken das Gefühlsleben nachhaltig beeinflussen. Die problematischen Kognitionen werden aufgedeckt und verändert, indem sie rational hinterfragt werden. Der Vorteil in der Technik liegt darin, dass Patienten selbst auf konstruktive Lösungen kommen.

### *Training sozialer Kompetenzen*

Das Einüben sozialer Kompetenzen bewährt sich vor allem bei Jugendlichen. Da der Verlust eines geliebten Menschen oft auch gleichzeitig einem bedeutenden sozialökonomischen Ressourcenverlust gleichkommt, müssen Aufgaben alleine bewältigt werden, die früher ganz oder teilweise vom Partner oder von der Partnerin, Vater, Mutter oder Geschwister geleistet wurden. Aus Scham oder anderen Gründen werden solche Defizite oft verschwiegen. Langfristig kann dies zu Problemen führen. Deshalb sollten in der Therapie einer komplizierten Trauer immer auch scheinbar alltägliche Aufgaben thematisiert werden.

**Merke: Wann soll soziale Kompetenz geübt werden?**

Es spricht nichts gegen die Einübung sozialer Kompetenzen. Voraussetzung ist der gegenseitige Konsens, dass an sozialen Defiziten gearbeitet werden soll. Das setzt oft einen Prozess der Klärung voraus.

### *Das Ermöglichen von korrektiven Erfahrungen*

Hilflosigkeit als Ergebnis des Trauerschmerzes und die Erfahrung der Ohnmacht gegenüber dem Tod lassen das eigene Leben sinnlos erscheinen. Damit wird das eigenen Bemühen um Veränderung entwertet. Dass der

Schmerz und die Trauer aushaltbar sind, ist eine wichtige Erfahrung. Ein großer Verlust ermöglicht auch „große" Gefühle und damit einen Gewinn an menschlicher Erfahrung. Das Akzeptieren der Trauer ermöglicht auch das intensive Erleben positiver Emotionen.

### *Genusstraining*

**Genuss-Erfahrungen aktivieren notwendige Ressourcen**

Ein gezieltes Genusstraining kann im Trauernden den Sinn für die einfachen Freuden animieren. Zu beachten dabei sind, dass Vorstellungen von Pietät sehr unterschiedlich sein können und viele Trauernde es als unvereinbar ansehen, es sich selbst gut gehen zu lassen, während ihr verstorbener Angehöriger vom Leben abgeschnitten ist. Die Erfahrung, dass ein gutes Essen auch alleine schmeckt oder ein in der Wellness-Oase erfahrenes gutes Körpergefühl wieder erlebbar ist, kann den Prozess der Trauerverarbeitung stark beschleunigen. Mit einem gezielten Genusstraining, das vom Therapeuten als „Aufgabe" gefordert werden kann, wird als erwünschter Nebeneffekt auch eine Aufmerksamkeits-Dissoziation erreicht.

## *4.1.3 Ressourcenaktivierung*

In der Trauer können sich neben sehr weitgehenden sozioökonomische Verschlechterungen weitere Verluste ergeben. Bestehende Beziehungen können unter Umständen nicht mehr als Ressource genutzt werden, weil der Partner sich zurückzieht oder selbst emotional gestützt werden muss. Der genannte Vorgang entspricht einer „Ressourcen-Verlustspirale": Ressourcenverluste führen zu weiteren Verlusten und erhöhen damit das Risiko zu erkranken.

Die Therapie soll Trauernden ermöglichen, trotz vermeintlicher sozialer Tabus das Bedürfnis nach Nähe und Selbstwerterhöhung zu realisieren. Das therapeutische Vorgehen richtet sich vor allem darauf (a) den Trauerprozess zu ermöglichen oder zu erleichtern, und (b) dem Patienten zu helfen, die durch den Verlust verloren gegangenen Interessen und Beziehungswünsche neu zu etablieren. Vorläufige Daten belegen die Wirksamkeit interpersonaler Interventionen für die Behandlung von Depression in der Trauer (Miller et al., 1994).

Manchmal genügt es, wenn der Fokus der Interventionen auf brachliegende Ressourcen gerichtet wird. Solche aktuell nicht genutzten Ressourcen sind Freunde, frühere Freizeitaktivitäten, Essen gehen mit Kollegen oder anderes (siehe auch Genusstraining). Trauernde sind sich ihrer eigenen Fähigkeiten oft nicht bewusst. Das Leben ohne die geliebte Person kann durchaus erfüllend und vielversprechend sein. Allerdings versperrt oft falsche Pietät die Realisierung dieser Gedanken, Pläne und Möglichkeiten.

Eine wichtige Ressource stellt das emotionale Erleben dar – nur Verlustschmerz zu erleben ist belastend, das Erleben positiver Gefühle entlastend. Das Aktivieren emotionaler Ressourcen ist enorm wichtig für die Verarbeitung des Verlustes. Für Therapeuten ist das selektive Herausarbeiten solcher positiver Emotionen eine gute Möglichkeit, das Auftreten dieser Emotionen zu sanktionieren und zu verstärken. Dieses Vorgehen dient auch der Therapiebeziehung. Das Auftreten positiver Emotionen wie Lachen oder nonverbaler Anzeichen von Freude dient einerseits als willkommene Abwechslung, andererseits können diese Emotionen therapeutisch genutzt werden, um die anstrengende Trauerarbeit vorzubereiten oder Konfrontationsübungen zu erleichtern.

**Die Ressourcenaktivierung dient der Wiederherstellung positiver Gefühle**

**Merke:**

Humor ist ein wichtiger Agens in der Therapie der komplizierten Trauer – er sollte allerdings nicht erzwungen werden.

Das Ziel einer ressourcenorientierten Therapie der komplizierten Trauer stellt die (Wieder-)Herstellung positiver Gefühle gegenüber der verstorbenen Person dar. Dazu muss der Therapeut die Aufmerksamkeit bewusst auf unproblematische Beziehungsaspekte lenken und gezielt nach postiven Erfahrungen fragen. Folgende Fragen können dabei nützlich sein:

- Wann haben Sie das letzte Mal zusammen mit ___ gelacht?
- Wie haben Sie sich kennengelernt?
- Auch in den traurigsten Zeiten gibt es Momente des kleinen Glücks – ist es Ihnen möglich, sich jetzt einen solchen Moment ins Gedächtnis zu rufen?
- Stellen Sie sich vor, Ihr(e) ___ sieht Ihren Gram – verträgt sich das mit der Freude, die er/sie an Ihnen hatte?

### 4.1.4 Problemaktivierung

Problembereiche, die nicht aktiviert sind, können nicht verändert werden. In der Therapie der komplizierten Trauer ist es notwendig, die mit dem Verlust assoziierten Emotionen zu aktivieren, um problematische Kognitionen und Verhaltensweisen zu verändern.

#### *Schuldgefühle*

Das Gefühl, versagt zu haben, das Leben nicht gerettet oder mit eigenem Verhalten zum Tod beigetragen zu haben, kann von Außenstehenden in vielen Fällen nicht nachvollzogen werden und bleibt aus diesem Grund unausgesprochen und tabu. Diese Gedanken lösen andererseits heftige Schuldgefühle aus. Der Umgang mit Schuld ist nicht einfach und verlangt nach Sühne.

**Schuldgefühle müssen unbedingt thematisiert und aktiviert werden**

Gedanken wie „Ich werde niemals mehr Freude haben dürfen"; „Ich werde mein Leben den Armen und Vernachlässigten widmen" oder „Ich habe es nicht verdient, dass man sich um mich kümmert" kommen nach einem Verlust öfter vor, als man sich im Allgemeinen klar macht. Vielfach kann sich diese Schuld auch darin äußern, dass sich betroffene Personen ins öffentliche Leben stürzen und die „Ursachen" des Verlustes bekämpfen. Beispiele sind Angehörige, die sich in öffentlichen Kampagnen gegen den privaten Verkehr engagieren oder sich der Verbrecherbekämpfung widmen.

**Fallbeispiel:**

In einem aufsehenerregenden Fall hat Marc K., nachdem eines Nachts ein vorbestrafter Einbrecher seine Tochter entführt, sexuell missbraucht und später umgebracht hatte, mit einer beispiellosen Medienkampagne maßgeblich dazu beigetragen, dass in den 1990er Jahren in Kalifornien ein Gesetz eingeführt wurde, welches im Volksmund „three strikes and you are out" genannt wurde und Wiederholungstätern eine lebenslange Verwahrung einbringt. Ihm selbst brachte sein außerordentliches Engagement eine zerstörte Ehe und eine ungewisse berufliche Zukunft ein.

### *Ärger und Agression*

Es muss zwischen der Wut auf die (tatsächlichen oder vermeintlichen) Verursacher des Todesfalls und der Wut auf die verstorbene Person unterschieden werden. Im ersten Fall steht der Rachegedanke im Vordergrund, im zweiten Fall die Verletzung der eigenen Integrität. Das Bedürfnis nach Wiedergutmachung hängt eng mit der Schulderfahrung zusammen und kann heftige Wutgefühle oder aggressives Verhalten auslösen. Exzessive Wutgefühle dienen dazu, andere Gefühlszustände zu überlagern und zu verdecken.

**Ärger und Wut können therapeutisch genutzt werden**

Therapeutisch können Wut und Ärgergefühle genutzt werden, um andere, bisher nicht wahrgenommene Gefühle zu erfahren oder um ungerechtfertigte Selbstattributionen zu entkräften. Gefühle der Wut und Aggression sollten aber nicht einfach verstärkt, sondern im Sinne einer Explizierung aktivierter Schemata exploriert werden. Eine ohnmächtige Wut auf Personen zu haben, die den Verstorbenen ein letztes Mal gesehen haben, ohne ihn gerettet zu haben, ist eine verständliche Reaktion; es wäre aber falsch, diese emotionale Reaktion als Leitbild zukünftigen Handelns zu unterstützen.

Die Wutgefühle können sich auch direkt auf die verstorbene Person fokussieren; eine solche Haltung ist nicht unproblematisch, weil die Wut nicht das einzige Gefühl ist, das der verstorbenen Person entgegengebracht wird, und es daher zu sekundären Schuldgefühlen kommen kann. Diese können dazu führen, dass die Beziehung zur verstorbenen Person langfristig ambivalent bleibt. Eine ambivalente Haltung führt zu einer Verlängerung und Intensivierung der Trauersymptomatik.

Therapeutisch ist es sinnvoll, Wut und Aggression als Ausdruck aktivierter Beziehungsschemata zu interpretieren und mittels eines klärenden Vorgehens zu versuchen, die impliziten Repräsentationen dem Patient soweit zu explizieren, dass die Beziehung zur verstorbenen Person in einer neuen Perspektive gesehen werden kann. Hilfreiche Techniken zur Aktivierung dieser Gefühle sind der leere Stuhl und imaginative Verfahren.

Nach Worden (1986) machen diese traueraktivierenden Interventionen einen wichtigen Bestandteil der Therapie aus. Als nützliche Techniken in der Therapie mit trauernden Personen werden angeführt:

- *Evokative Sprache:* Sätze wie „Ihr Sohn starb" anstelle von „Sie haben einen Sohn verloren" aktivieren die emotionalen Aspekte des Verlustes. Andere Möglichkeiten sind Hinweise auf Eigenschaften des verstorbenen Menschen, welche lebhafte Erinnerungen wecken.
- *Gebrauch von Symbolen:* Fotos oder andere Erinnerungsstücke können nicht nur emotionale Inhalte aktivieren, sondern geben Therapeuten auch die Gelegenheit, inhaltlich auf solche Themen zu fokussieren.
- *Schreiben:* Briefe an den verstorbenen Menschen helfen, Gefühle und Gedanken auszudrücken. Sie wirken klärend auf ambivalente Haltungen der verstorbenen Person gegenüber und helfen, Unerledigtes zu beenden. Abschiedsbriefe können auch Teil eines Rituals sein, mit den verstorbenen Personen in ein neues Verhältnis zu kommen.
- *Malen, Zeichnen und Gestalten:* Wie das Schreiben sind dies Mittel, den Verlust zu symbolisieren und auch abgewehrten oder wenig bewussten Gefühlen gegenüber der verstorbenen Person eine Gestalt zu geben.
- *Rollenspiele:* Rollenspiele können eingesetzt werden, spezifische Fähigkeiten zu üben, um den geforderten Ansprüchen aus der Umgebung gerecht zu werden. Damit wird vor allem die Selbstwirksamkeitsüberzeugung gefördert.
- *Kognitives Umstrukturieren:* Mit dem Verlust assoziierte Gedanken wie „Niemand wird mich je wieder lieben können" können durch entsprechende gemeinsame Überlegungen widerlegt werden.
- *Gedenkbuch:* Ein solches Buch kann gemeinsam mit den übrigen Familienmitgliedern geführt werden. Darin haben besondere Gegebenheiten, besondere Erinnerungen, Fotographien und Zeichnungen Platz. Jedes Familienmitglied, besonders auch die Kinder, können hier ihren persönlichen Gefühlen und Erinnerungen Ausdruck geben. Die Möglichkeit, die Inhalte immer wieder zu erweitern und der gegenseitige Austausch können allen helfen, gemeinsam zu einem realitätsbezogenen Bild der verstorbenen Person zu kommen.
- *Angeleitetes bildhaftes Erleben:* Das Visualisieren von Erfahrungen mit der verstorbenen Person unter Entspannung, unter Umständen kombiniert mit direkter Anrede (Leerer-Stuhl-Technik) kann ein wirksames Mittel sein, Gefühle zu verbalisieren und neue Perspektiven einzunehmen.

- *Gebrauch von Metaphern:* Das Finden von geeigneten Metaphern, beispielsweise um den Verlustschmerz bildhaft zu verbalisieren, kann Trauernden helfen, ihre oft chaotisch erlebten Gedanken und Gefühlszustände zu fassen.

Zusammengenommen erlauben die genannten therapeutischen Vorgehensweisen trauernden Personen einen erleichterten Zugang zu ihren eigenen Gedanken und Gefühlen. Diese „sanfte Konfrontation" wird in den allermeisten Fällen ausreichen, Trauergefühle zuzulassen.

## 4.2 Wirkungsweise der Methoden

### *Wirksamkeit von trauerspezifischen Interventionen*

**Je komplizierter der Trauerverlauf, desto effektiver sind therapeutische Interventionen**

Interventionsstudien zur Trauer haben bisher wenig Grundlage für eine effektive Trauertherapie geliefert. Schut, Stroebe, van den Bout und Terheggen (2001) stellen einen positiven Zusammenhang von Schwierigkeiten im Trauerprozess mit der Effektivität von therapeutischen Maßnahmen fest. Sie richten sich damit gegen die oft vertretene Ansicht, dass gemeindeorientierte, präventive Angebote gesundheitliche Folgen von Trauer verhindern können. In einer Untersuchung von 16 Primär-Interventionsstudien finden die Autoren teilweise gravierende methodologische Fehler. In einem Teil der untersuchten Studien zeigten sich sogar negative Effekte. In diesen Fällen hat die Therapie mehr geschadet als genützt. Einzig für Kinder scheint eine primäre Prävention nützlich zu sein, insbesondere für Kinder vor der Pubertät (Tonkins & Lambert, 1996).

### *Effektivität der Therapie für komplizierte Trauer*

**Konfrontative Verfahren sind nachgewiesen wirksam**

In Fällen lang andauernder und komplizierter Trauer sind Interventionen nützlich und effektiv. Als sehr wirksam haben sich die Expositionstherapien von Sireling, Cohen und Marks (1988) und von Mawson, Marks, Ramm und Stern (1981) erwiesen, die als Pionierstudien gelten dürfen. In der Untersuchung von Kleber und Brom (1987) wurden drei verschiedene Interventionsmethoden bei kompliziert Trauernden ($N = 83$) miteinander verglichen. Alle drei Methoden wurden mit einer Kontrollgruppe ohne Behandlung kontrastiert. Das therapeutische Vorgehen fokussierte auf relevante, für komplizierte Trauer beschriebene Aspekte.

Die drei Bedingungen waren „Trauma-Desensibilisierung", Hypnosetherapie und Psychodynamische Therapie. In der „Trauma-Desensibilisierung" wurde eine graduelle Konfrontation mit traumatischen Inhalten und anschließender Entspannung durchgeführt; in der Hypnosetherapie wurden die Trauernden mit relevanten Aspekten ihres Verlustes konfrontiert und in der psychodynamischen Kurzzeitintervention wurde klärungsorientiert mit einem Schwerpunkt auf Beziehungsaspekte und Konflikte vorgegangen. Alle Bedingungen erwiesen sich als wirksamer als die Kontrollbedingung, die Trauma-Desensibilisierung zeigte aber die größten Effekte bezüglich Trauer bedingter Intrusionen. Die über alle drei Bedingungen erzielte Effektstärke betrug für posttraumatische Stresssymptome Cohens $d = 1.20$; für die Trauma-Desensibilisierung betrug die Effektstärke $d = 1.65$.

In jüngster Zeit wurden vor allem von der Arbeitsgruppe um Shear effektive Vorgehensweisen entwickelt, welche in wesentlichen Elementen auch in den Therapieansätzen von Wagner (z. B. Wagner, Knaevelsrud & Maercker, 2006) oder Rosner, Pfoh und Kotoucova (2011) zu finden sind.

Die Überlegenheit einer Therapie mit konfrontativen Elementen zeigte sich in der ausgezeichneten Untersuchung von Shear, Frank, Houck und Reynolds (2005), die die interpersonale Therapie mit einer spezifischen Therapie für komplizierte Trauer verglichen und zeigen konnten, dass gegenüber der unspezifischen interpersonellen Therapie Patienten mit komplizierter Trauer vergleichsweise schneller und besser auf die spezifische Therapie reagierten. Weitere Studien, unter anderem von Rosner und Mitarbeitern (Rosner et al., 2011) oder Wagner und Mitarbeiter (2006), zeigen die Überlegenheit eines traumaorientierten Vorgehens bei komplizierter Trauer auf, wobei die erreichten Effekte auch über einen längeren Zeitraum aufrechterhalten blieben. Besonders hervorzuheben ist an dieser Stelle, dass für komplizierte Trauerende die Konfrontation mit vermiedenen Inhalten zentral ist und diese Konfrontation auch ohne direkten Kontakt zum Therapeuten gelingen kann.

## *Klärende Interventionen*

**Klärungsorientierte Interventionen können je nach Kontext sehr wirksam sein**

Die Wirkungsweise von klärenden Interventionen ist weniger gut dokumentiert. In der psychodynamischen Kurzzeittherapie – der bisher einzige Form von empirisch untersuchten klärungsorientierten Therapien zur komplizierten Trauer – stellt die Beziehung des Patienten zum Therapeuten und die manifesten Abwehrstrategien der Patienten den Schlüssel zum Verständnis der Störung dar. Für die Trauer sind problematische Emotionsregulationsstrategien wahrscheinliche Folgen eines Verlustes; in der Beziehung zum Therapeuten werden solche Bewältigungsformen angesprochen und bewusst gemacht. Blockierte Emotionen oder durch die Trauer hervorgerufene Befürchtungen wie die Überzeugung, auf Dauer beschädigt und verletzt zu sein, Schuldgefühle oder Selbstvorwürfe sind weitere therapeutische Themen.

Die Wirksamkeit der psychodynamischen Kurzzeittherapie für Personen mit starker Trauer ist belegt (Horowitz, Marmar, Weiss, DeWitt & Rosenbaum, 1984); die berichteten Effektstärken bewegen sich zwischen .7 bis

1.2 (Cohens *d*). Die anfänglich höher belastete Interventionsgruppe wies nach der Therapie eine ähnliche Symptomatik auf wie die Kontrollgruppe. Die Behandlungsgruppe zeichnete sich zu Beginn vor allem durch mehr Vermeidung und stärkere emotionale Reaktionen gegenüber der verstorbenen Person aus.

In einer Nachfolgeuntersuchung wurde psychodynamische Kurzzeittherapie mit einer von trainierten Laien angeleitete Selbsthilfegruppe verglichen. In beiden Gruppen ergab sich einer Reduktion sowohl der trauerspezifischen wie allgemeinen Symptomatik, statistisch signifikant wurde dieser Effekt aber erst vier Monate nach Abschluss der Behandlung. In der schon erwähnten Vergleichsstudie von Kleber und Brom (1987) zeigte sich die klärungsorientierte Bedingung hinsichtlich psychoneurotischer Symptome und Ängstlichkeit als effektiver gegenüber der Trauma-Desensibilisierung und der Hypnotherapie.

Eine systematische, kontrollierte Wirksamkeitsstudie liegt weder für die aufgabenorientierte Therapie der Trauer sensu Worden (1986) noch für den konstruktivistischen Ansatz von Neimeyer (2001) vor. In beiden Ansätzen werden jedoch Elemente der kognitiv-behavioralen Therapie verwendet und die Ausrichtung auf einerseits Restauration des Befindens und andererseits Anpassung an die neue Realität, auf das Leben ohne den geliebten Menschen, sind mit den Forschungsarbeiten zur psychologischen Verarbeitung einer Trauer kompatibel.

## *Metaanalysen*

**Die einfache Trauer lässt sich therapeutisch kaum beeinflussen**

In einer Metaanalyse von 23 Trauer-Interventionsstudien fand sich nach Fortner und Neimeyer (in Neimeyer, 2000) eine durchschnittliche Effektstärke von $d = .13$. Diese Effektstärke wuchs auf $d = .39$ an, wenn nur die fünf Studien berücksichtigt wurden, in welchen ausschließlich Fälle mit komplizierter Trauer vorkamen. Verglichen mit den Effektstärken anderer Störungen sind diese Effekte gering, was aber unter Umständen darauf zurückzuführen ist, dass auch relativ wenig wirksame Therapieverfahren in die Untersuchung mit einbezogen wurden. Die Metaanalyse von Currier, Neimeyer und Berman (2008) bestätigte diese Befunde und zeigte deutliche Effekte für die Interventionen bei komplizierter ($d > .50$), nicht aber bei allgemeiner Trauer oder bei Trauer mit erhöhten Risikofaktoren. Letztere zeigten keine Effekte, die von Null unterschieden werden konnten. Zwar wurden in der Untersuchung nur gerade fünf randomisierte Studien mit komplizierter Trauer eingeschlossen, gegenüber 21 Studien mit Interventionen bei Risikogruppen sowie sechs Studien mit allgemein Trauernden. Der Befund spricht aber eine deutliche Sprache: Bei allgemeiner Trauer lassen sich in randomisierten Studien keine Effekte nachweisen, weil auch bei den nicht behandelten Trauernden die Intensität und damit die Symptome der Trauer über die Zeit abnehmen.

## 4.3 Effektivität und Prognose

Ein Vergleich der bisherigen Untersuchungen zeigt die Überlegenheit des konfrontativ-bewältigungsorientierten Vorgehens auf. Die empirische Basis für dieses Urteil ist jedoch schmal und die entsprechenden Untersuchungen weisen teilweise erhebliche qualitative Mängel auf. Dennoch kann davon ausgegangen werden, dass in der komplizierten Trauer die Konfrontation mit vermiedenen Aspekten des Verlustes von großer Bedeutung ist. Dies unterstreicht die Studie von Shear und Mitarbeitern (2005) bei der Elemente aus der interpersonalen Therapie für Depression und Strategien aus der kognitiv-behavioralen Therapie für Posttraumatische Stressstörungen verwendet werden. Die Behandlung dauert 16 Sitzungen. Langfristige Katamnesen liegen bislang allerdings mit Ausnahme der Studie von Wagner und Maercker (2007) nicht vor. Wagner und Maercker konnten zeigen, dass die erreichten Effekte für wichtige Symptommaße wie Intrusionen oder Anpassungsschwierigkeiten über einen Zeitraum von eineinhalb Jahren erhalten blieben.

**Langfristige Katamnesen liegen bisher für die Behandlung komplizierter Trauer nicht vor**

Bislang gibt es auch keine differenziellen Befunde für die Fälle einer komplizierten Trauer, in der wenig vermieden, dafür umso exzessiver „getrauert“ wird. Jacobs und Prigerson (2000) stehen einer Therapie, die vor allem auf den Vermeidungsaspekt fokussiert, sehr kritisch gegenüber. Nach ihrer Definition ist die kompliziere Trauer nicht so sehr durch das Vermeiden trauerrelevanter Stimuli charakterisiert, sondern durch die überwältigende Sehnsucht nach der verstorbenen Person. Unter Umständen ist in diesen Fällen ein klärungsorientiertes Vorgehen wirksamer als eine Konfrontationstherapie.

## 4.4 Therapieplanung

Zur Therapieplanung kann das folgende Schema benutzt werden.

**Therapieplanung**

- Angaben zu: Patient, Alter, Geschlecht, Therapeut, DSM-Diagnose(n), GAF (alternativ ICD-Diagnose).
- Therapieanlass, aktuelle Lebenssituation (Stichworte).
- Biografie, Anamnese, andere traumatische Erfahrungen (Stichworte).
- Medizinische Angaben, Krankheiten, Medikamente.
- Ausmaß und Art der Symptombelastung (anhand spezifischer Instrumente zur Erfassung der Trauer wie TRIG oder unspezifischer wie BDI-II).
- Brachliegende Ressourcen, Fähigkeiten, ungenutzte Möglichkeiten. Wie könnten sie für die Therapie genutzt werden?

- Defizite und fehlende Ressourcen.
- Störungsmuster und Störungscharakteristika wie auslösende Situationen. Wie wird die Störung erlebt?
- Behandlungsanliegen und Probleme aus Patientensicht.
- Beziehungsverhalten. Wie könnte eine optimale Beziehungsgestaltung aussehen? Wie könnte ich als Therapeut dem Patienten positive Wahrnehmungen im Sinne seiner Grundbedürfnisse (Kontrolle, angenehme Gefühle/Unlustvermeidung, Bindung und Selbstwerterhöhung) ermöglichen?
- Bewältigungsformen (günstige und ungünstige im Umgang mit Gefühlen). Was wird wann wie oft gemacht?
- Vermeidungsverhalten. Was wird vermieden? Wird die Situation immer vermieden oder gibt es Ausnahmen? Was hilft gegen das Vermeiden? Welche Erfahrungen versucht der Patient zu vermeiden, welche Emotionen möchte er nicht erleben.
- Interpersonelle Konflikte mit lebenden oder verstorbenen Personen, Annäherungs- und Vermeidungskonflikte. Damit verbundene Aggression oder Schuldgefühle.
- Motivationale Konflikte (erschlossen aus Plan- und Schemaanalyse). Welches Verhalten und welche Kognitionen werden von dem Konfliktschema bestimmt? Woran kann ich erkennen, dass dieses Schema aktiviert ist? Mit welchem Verhalten ist zu rechnen, wenn die vom Schema bestimmte Aktivität gestört oder blockiert ist?
- Problemerhaltende Einstellungen und Auffassungen. Mit welchen Methoden können diese Einstellungen modifiziert werden?

**Differenzielle Indikation – bewältigungs- und klärungsorientiertes Vorgehen**

Aus diesen Punkten folgt die Formulierung eines funktionalen Problemverständnisses und daraus die konkreten Schritte in der Therapie. Je nach Problemverständnis kann das Vorgehen eher klärungs- oder bewältigungsorientiert sein. Zur Entscheidung des konkreten Vorgehens gehört die Überlegung, für welche Vorgehensweisen der Patient die höchste Motivation mitbringt, für welche Probleme eine Veränderungsmotivation vorhanden ist und schließlich, für welches Setting (Einzel, Gruppe) der Patient am besten motiviert ist.

## 4.5 Durchführung der Therapie

Der Widerstand gegen konfrontative Verfahren kann erheblich sein. Die Angst davor, nochmals den Schmerz des Verlustes erleben zu müssen, führt oft zu vehementer Ablehnung oder zu Äußerungen wie: „Das überlebe ich nicht nochmals“. Eine gute Vorbereitung ist daher die wichtigste Komponente einer konfrontativen Intervention.

Wie in der Behandlung phobischer Ängste können Modelle und Grafiken die Plausibilität eines solchen Vorgehens erhöhen. Das beschriebene Modell (vgl. Kapitel 2.4) für die Entstehung einer komplizierten Trauerreaktion kann gemeinsam mit dem Patienten entwickelt werden. Dabei werden vorzugsweise konkrete Verhaltensweisen eingetragen. Wie genau sieht das Vermeidungsverhalten aus? Welche Orte werden vermieden? Welche Erinnerungen lösen dysfunktionale Kognitionen aus? Wie erlebt der Patient seinen Schmerz? Was genau tut er, um diesen Schmerz zu lindern?

**Gemeinsames Verständnis der individuellen Trauerreaktion herstellen**

**Tabelle 5:** Die Do's und Dont's der Therapiedurchführung

| Do's | Dont's |
|---|---|
| – Normalisieren der Trauerreaktion | – Trauer ist ein gefährlicher Zustand, den es zu beenden gilt |
| – Individuelles Vorgehen | – Normatives Vorgehen (z. B. Weinen ist gut) |
| – Beziehungsnetz in Verständnis der Trauer einbeziehen | – Ausschließlich individuelle Sichtweise der Trauer |
| – Emotionen als Ressource aktivieren | – Emotionen problematisieren |
| – Tod als Erfahrung akzeptieren | – Tod tabuisieren |

## *Allgemeine Prinzipien des therapeutischen Vorgehens*

Es ist sinnvoll, das Tempo der Verarbeitung durch die Patienten selbst bestimmen zu lassen. Oft brauchen Patienten nur die „Erlaubnis“, auf ihre eigene Weise zu trauern (oder scheinbar nicht zu trauern), damit sich das psychische System wieder stabilisieren kann. Für das Verständnis des Trauerprozesses ist die individuelle Bedeutung entscheidend, die der Verstorbene für die jeweilige Person hatte. Bei sehr intensiven Trauerzuständen muss die Beziehung zur verstorbenen Person immer mit berücksichtigt werden. Die Art der gegenwärtigen Beziehung zur verstorbenen Person beeinflusst den Verlauf des Trauerns am stärksten; ambivalente Gefühle gegenüber der verstorbenen Person wirken sich dabei sehr ungünstig aus. Entsprechende Techniken, diese Gefühle und Haltungen zu klären, müssen spezifisch auf die Bedürfnisse und Möglichkeiten der Hilfesuchenden angepasst werden.

Das Suchen einer neuen Rolle für die verstorbenen Person kann als Rekonstruktionsprozess betrachtet werden und geschieht meist im erweiterten Familien- und Bekanntenkreis. Mögliche Hindernisse eines Rekonstruktionsprozesses sind gegenteilige Auffassungen und Wahrnehmungen, Neid und Eifersucht darauf, dass andere auch einen Anspruch an die verstorbene Person haben, Unverständnis anderen Auffassungen oder anderen Formen des Trauerns gegenüber.

## *Zielbestimmung*

Wenn die Trauer der auslösende Faktor war, eine Therapie aufzusuchen, muss bereits in der Therapieplanung festgelegt werden, welche Ziele in der Therapie angegangen werden sollen. Dieser Therapiekontrakt sollte am besten formalisiert ausgehandelt werden. Bei Partnerverlust oder dem Verlust einer anderen nahen Person kommt es oft zu einem Zusammenbrechen vieler wichtiger Ziele. Das Festlegen von Therapiezielen ist gerade bei Patienten mit einer Trauerproblematik hoch relevant. Bewährt hat sich das „Goal attainment Scaling" (GAS, Kiresuk & Lund, 1979). Die Festlegung therapeutischer Ziele mittels eines Inventars hat den Vorteil, dass klare Vorstellungen das diffuse Gefühl der Trauer ablösen und bereits in der Formulierung der Ziele Perspektiven deutlich werden. Ein Beispiel eines solchen Inventars ist in Abbildung 8 dargestellt. Die Abbildung repräsentiert das wichtigste Problem des Patienten. Dabei wird der gegenwärtige Problemzustand gleich Null gesetzt und auf den beiden Extrempolen einerseits der schlimmste vorstellbare Zustand und auf der positiven Seite der angestrebte

**Therapeutische Ziele sollen explizit formuliert werden**

| | **GAS Problem 1: Tod nicht akzeptieren können** |
|---|---|
| +4 | Ich kann den Tod von B. akzeptieren, auch wenn die Trauer noch da ist. Ich werde die Erinnerung an sie hochhalten und suche entsprechend regelmäßig den Friedhof auf. |
| dazwischen | |
| +3 | Es gelingt mir, mein eigenes Leben wieder zu ordnen. Dazu gehört auch, dass ich Kleider von B. entsorge. |
| dazwischen | |
| +2 | Es gelingt mir, das Grab zu besuchen – aber ich habe immer noch Mühe, ihre Sachen zu ordnen. |
| dazwischen | |
| +1 | Wenn ich an B. denke, schmerzt es mich, aber ich weiß auch, dass der Tod jeden treffen kann. |
| dazwischen | |
| 0 | Ich halte den Tod von B. nicht aus und es ist mir unmöglich, auf den Friedhof zu gehen oder Sachen von ihr zu sortieren. |
| dazwischen | |
| -1 | Gegenstände von B. lösen heftige unkontrollierbare Reaktionen aus. Ich vermeide alles, was mit dem Tod von B. zu tun hat. |
| dazwischen | |
| -2 | Das Leben ist ohne B. sinnlos geworden. Am besten scheint noch der eigene Tod. |

**Abbildung 8:** Beispiel eines individuellen Zielinventars in Anlehnung an Kiresuk und Lund (1979)

Zielzustand ausformuliert. Der positive Skalenbereich spiegelt also abgestuft wünschenswerte Zielzustände wider, der negative Skalenbereich Verschlechterungen des Problems. Dabei soll ein Zustand festgelegt werden, der innerhalb der therapeutischen (zeitlichen) Rahmenbedingungen optimalerweise erreicht werden kann. Je nach Bedürfnis können Zwischenstufen formuliert werden. Diese GAS-Formulierungen können prinzipiell für eine unbegrenzte Anzahl therapeutischer Ziele formuliert werden – in der Praxis hat sich aber gezeigt, dass die meisten Patienten zwischen zwei und fünf Ziele angeben. Diese individuelle Zielformulierung eignet sich ausgezeichnet als Kontrollmittel für die therapeutische Erfolgsmessung und Qualitätskontrolle.

Im Beispiel ist das wichtigste Problem: „Den Tod von B. nicht akzeptieren zu können". Die Formulierung eines Therapieziels sollte möglichst nah am Erleben des Patienten sein. Im Beispiel wird klar, dass Kleider und Gegenstände der verstorbenen Person heftige Reaktionen auslösen. Deshalb kann der Patient das Grab nicht besuchen und es gelingt ihm nicht, Gegenstände der verstorbenen Person zu sichten und zu entscheiden, was er behalten und was er weggeben soll. Oft stellt sich erst im Laufe der Therapie die Frage ob und in welchem Grad die Beziehung zur verstorbenen Person gelöst werden soll. Viele Trauernde fühlen sich erst einmal alleingelassen und suchen – zumindest am Anfang – den Kontakt aufrechtzuerhalten. In der Therapie kann das zu Problemen führen, weil vermeintliche soziale Normen gegen eine solche Haltung sprechen. Schamgefühle können verhindern, dass solche Versuche überhaupt thematisiert werden. Träume, in denen Verstorbene vorkommen, können sowohl als tröstend als auch aufwühlend und störend empfunden werden. Es wird von Patienten manchmal als erleichternd empfunden, wenn tabuisierte Themen vom Therapeuten angesprochen werden. Derartige Interventionen können beispielsweise mit einem der folgenden Sätze eingeleitet werden:

**Mit allgemeingültigen Aussagen lassen sich tabuisierte Themen ansprechen**

- „Viele Trauernde machen die Erfahrung, dass ihnen Gegenstände von verstorbenen Personen sehr wichtig werden."
- „Viele Trauernde reden mit ihren Verstorbenen, als ob sie noch leben."

Wenn diese Themen offen diskutiert werden können, kann möglicherweise auch die zukünftige Beziehung zur verstorbenen Person thematisiert werden. Dabei braucht keine Entscheidung herbeigeführt zu werden. Es ist kein Zeichen einer komplizierten Trauer, wenn Trauernde die Beziehung aufrechterhalten möchten. Möglicherweise schämen sich Trauernde jedoch, wenn sie realisieren, dass sie neue Beziehungswünsche haben oder sie sich sexuell von einer Person angezogen fühlen. Das Gefühl, damit die verstorbene Person zu betrügen, sie zu hintergehen oder sich selbst untreu zu werden („Ich werde niemals wieder jemanden so lieben können"), kann enorme Schuldgefühle auslösen. Es hilft, diese Gedanken systematisch zu erkunden, sich den Implikationen dieser Gedanken zu stellen und sich über die eigenen Bedürfnisse klar zu werden.

Therapeutisch kann es hilfreich sein, diese Konflikte metaphorisch zuzuspitzen, etwa mit dem Satz:

„Ihnen geht es jetzt wie dem Liebhaber, der, weil er die Geliebte nicht haben kann, ins Kloster geht."

Eine andere Möglichkeit ist, durch Fantasiereisen eine andere Perspektive einzunehmen. Auch Fragen wie die Folgende, können zu einer realistischeren Zukunftseinschätzung führen:

„Was meinen Sie, würde Ihre verstorbene Frau Ihnen wünschen, was für ein Leben Sie fortan führen sollen?"

### *Individualisierte Therapie nach Kavanagh*

**Kavanagh fokussiert auf das exzessive Trauern, das die Reaktion verstärken kann**

Auf Kavanagh (1990) geht der Vorschlag einer spezifischen kognitiv-orientierten Trauertherapie zurück, die das exzessive Trauern besser als das Phobie-Modell berücksichtigt, welches das Vermeiden in den Vordergrund stellt. In der Trauer steht vielfach das (exzessive) Beschäftigen mit der Person und den Gegenständen der verstorbenen Person im Vordergrund. Für chronische Trauerzustände wird ein kognitives Modell herangezogen, das mittels einer „positiven Feedbackschleife" immerfort negative Stimuli und entsprechende negative Gefühle (Traurigkeit, Verzweiflung, Schuldgefühle, Einsamkeit) und Verhaltensweisen erzeugt (vgl. Kapitel 2.4). Tabelle 6 stellt die von Kavanagh (1990) vorgeschlagenen Maßnahmen mit ergänzenden Bemerkungen zusammen.

**Das Legitimieren von Bewältigungsstrategien kann entlastend wirken**

In der kognitiv-behavioralen Formulierung der Trauertherapie wird wenig Gewicht auf die Phasen der Trauer gelegt. Die Ziele einer Therapie müssen bewusst in Übereinstimmung mit individuellen Vorstellungen über die zukünftige Beziehung zur verstorbenen Person getroffen werden. In der Therapie kann es wichtig sein, soziale Fertigkeiten und Bewältigungsstrategien zu vermitteln. Dem Legitimieren von Ablenkung wurde bisher zu wenig Achtung geschenkt. Das Finden und Verstärken positiver Emotionen sollten unbedingt Eingang in die Therapie finden; nach dem Modell von Folkman (2001) sind es die positiven Emotionen wie Freude, Gelassenheit oder Akzeptanz, die notwendig sind, den Prozess des Trauerns erfolgreich abzuschließen. Bei der Therapie mit spezifischen Populationen (Kinder, Eltern und Überlebende traumatischer Ereignisse) müssen komplizierende Faktoren berücksichtigt werden. Gerade bei Trauernden, bei denen ein Verdacht auf Komorbidität besteht (PTBS, Depression), müssen entsprechende therapeutische Maßnahmen in die Überlegungen der Fallkonzeption einbezogen werden.

**Tabelle 6:** Therapeutische Vorgehensweisen nach Kavanagh (1990)

| | |
|---|---|
| **Wahrnehmen der Werte und Normen bezüglich Trauer** | Trauer ist eingebettet in soziale Wertvorstellungen, welche individuell und kulturell verschieden sind. Zu Beginn einer Therapie sollten solche Vorstellungen diskutiert werden und das weitere Vorgehen darauf abgestimmt werden. |
| **Wahrnehmen existierender Ressourcen** | Für viele Menschen in Trauer ist eine Therapie nicht notwendig oder kann sogar kontraproduktiv sein. Wenn nach einem psychodedukativen Gespräch über psychologische Folgen klar wird, dass eine Therapie nicht angezeigt ist, kann der Wunsch nach Therapie oft durch Selbsthilfegruppen oder geeignete Unterstützung durch andere Personen hinreichend abgedeckt werden. |
| **Kontrollierte Exposition** | Wenn Trauernde spezifische Situationen oder andere mit der verstorbenen Person assoziierte Reize, Gefühle oder Gedanken vermeiden, kann eine Konfrontation angebracht sein. Hierbei ist zu beachten, dass es nicht einfach um eine Habituation geht, sondern um eine Auseinandersetzung mit dem Thema, welche das Ziel hat, Bewältigungsstrategien zu entwickeln und die Erfahrung von Selbstwirksamkeit zu fördern. Eine solche Konfrontation kann auch eine Gelegenheit darstellen, praktische oder philosophische Entwicklungen zu stimulieren. Die Aufmerksamkeit sollte zwischen den konfrontativen Elementen auf positive emotionale Erfahrungen gerichtet werden. Negative, ruminative Gefühle und Gedanken sollen kontrolliert (Empowerment) und automatische Reaktionen unterbrochen werden können. |
| **Unterstützung sozialer Aktivitäten und sozialer Rollen** | Die Auseinandersetzung mit der aktuellen Lebenswelt soll gefördert werden. Dies erfüllt zwei Aufgaben, (a) sie erlaubt zeitweise Ablenkung von der Trauer und lässt Momente von positiven Erfahrungen zu und (b) ersetzt die aktive Auseinandersetzung ruminative Gedanken, weil Bewältigungserfahrungen inkompatibel damit sind.<br><br>Die Wiederaufnahme von Aktivitäten birgt auch konfrontative Elemente. Mit Konfrontation verbundene Gefühle der Trauer und des Schmerzes überdecken oft die früher erfahrenen positiven Gefühle. Daher sollten die vorgenommenen Aktivitäten bewusst Elemente beinhalten, welche die verstorbene Person mit einbeziehen. Beispiel dafür sind, bei Einladungen das Lieblingsmahl der verstorbenen Person zu bereiten, oder an Orte zu verreisen, an die man gemeinsame Erinnerungen hat.<br><br>Neue Ziele zu ermöglichen ist vor allem dort angezeigt, wo eine abhängige Beziehung zur verstorbenen Person bestanden hat und ist zugleich eine wichtige präventive Maßnahme gegen Suizid. |
| **Kognitive Restrukturierung** | Bei Trauer dominieren Gedanken der Hoffnungslosigkeit gegenüber der Zukunft („Es hat doch alles keinen Sinn mehr"), Schuldgefühle mit entsprechenden Gedanken und das Gefühl der eigenen Wertlosigkeit. Vor allem Schuldgefühle sollten exploriert werden, denn diese können extrem behindernd sein und sich als Selbstbestrafungswünsche oder Verhalten manifestieren.<br><br>Innerhalb des sozial-kognitiven Modells wird der Ärgerausdruck nicht als heilsam verstanden. Chronische Ärgergefühle sind im Gegenteil Ausdruck von repetitiven Gedanken, welche um Themen wie Ungerechtigkeit, Unfairness, und Bösartigkeit kreisen. Diese Denkweise soll hinterfragt werden und, falls notwendig, durch geeignete Maßnahmen (etwa Informationen zur Todesursache einholen) entvalidiert werden. |

**Tabelle 6:** Fortsetzung

| | |
|---|---|
| **Maximierung sozialer Unterstützung** | Die beste Unterstützung erhalten Hinterbliebene durch das eigene soziale Netzwerk, das im Prozess der Trauer jedoch oft vernachlässigt wird. Wenn immer möglich sollte dieses Potenzial wieder genutzt werden. Allerdings darf die Unterstützung nicht auf einigen Wenigen lasten. Diversifizierung ist das Stichwort und entsprechende Wege, diese zu erreichen, sollten mit der trauernden Person gemeinsam erarbeitet werden. Oftmals werden Bekannte durch die Reaktionen Trauernder „vergrault" und fühlen sich zurückgestoßen. Hier kann oftmals auch ein klärendes Gespräch weiterhelfen.<br><br>Vor allem bei trauernden Kindern und Jugendlichen ist es wichtig, die ursprüngliche Familie (Elternteil, Geschwister) so weit wie möglich zusammenzubehalten. Unterstützung durch Familienmitglieder oder nahestehende Bekannte kann nur in seltenen Fällen durch Fremde ersetzt werden. |
| **Kontrolle von Substanzmissbrauch** | Drogen und Alkohol werden von vielen Trauernden, vor allem von Männern, zur Entspannung eingesetzt und stellen bei der Trauer einen bekannten Risikofaktor dar. Alternative Methoden der Stressreduktion wie progressive Muskelentspannung können instruiert und mit individuellen Methoden ergänzt werden. Unter Umständen kann auch ein gezieltes Training im Umgang mit Gefühlen sinnvoll sein. |

## *Systemische Aspekte*

**Individuelle Trauerreaktionen wirken sich auf soziale Verbände aus**

Familientherapeutische Interventionen sind hilfreich, wenn es zu verhindern gilt, dass individuelle Trauerprozesse einen Familienverband auflösen oder bedrohen. Kinder werden im Trauerprozess oft vernachlässigt, weil sie (scheinbar) wenig zur Reorganisation der Familie beitragen können, und anderseits die Trauer des Elternteils gar nicht zulässt, sich auch noch um die emotionalen Bedürfnisse des Nachwuchses zu kümmern. Manchmal wird die eigene Trauer vor den Kindern nicht zugelassen. Im bereits erwähnten Patientenbeispiel der jungen Witwe äußerte diese, dass sie vor den eigenen Kindern keine Schwäche zeigen dürfe. Das hinderte sie zwar nicht, gemeinsam mit den Kindern den verstorbenen Vater und Ehemann zu thematisieren, aber sie bliebe dabei emotional starr. Ihre Befürchtung war, dass das Zeigen ihrer Schwäche die Kinder führungslos ihrem Schicksal überlassen würde.

Wenn irgendwie möglich, sollten die Kinder nicht aus ihrer gewohnten Umgebung herausgerissen werden. Verbleibende Eltern oder nahe Verwandte sollten, wenn immer möglich, die notwendige Zeit aufbringen, sich der oftmals symbolisch geäußerten Trauer von Kindern zuzuwenden. Ziel einer systemisch orientierten Trauertherapie ist eine gemeinsame Rekonstruktionsarbeit, welche den Verlust als Chance begreift, das Familiensystem soweit zu stabilisieren, dass die Zuwendung zu neuen Aufgaben und neuen Rollen innerhalb des Systems möglich sind. Bisher liegen zu diesem Ansatz allerdings keine kontrollierten Untersuchungen vor.

*Pharmakologische Behandlung*

Über die Wirksamkeit biologischer Interventionen in der Trauer liegen bisher kaum Daten vor. Nach den Empfehlungen von Raphael (2001) sollte nur dann biologisch interveniert werden, wenn eine Störung besteht, bei welcher ein solches Vorgehen klar indiziert ist (vgl. hierzu Kapitel 1.6).

# 5 Erfolgskriterien und mögliche Entwicklungen

**Trauer kann viele verschiedene Entwicklungen auslösen**

Kriterien für einen Erfolg sind eine gute allgemeine Anpassung, emotionale Stabilität gegenüber Hinweisreizen und Erinnerungen an die verstorbene Person, eine lebenszugewandte Einstellung und einem vor dem Verlustereignis entsprechenden Funktionsniveau. Im Trauerprozess werden persönliche Konstrukte oder Schemata „flüssig" und sind für pathologische Entwicklungen besonders vulnerabel. Unter diesem Gesichtspunkt stellt die Trauer einen kritischen Entwicklungsschritt dar, den das Individuum zu bestehen hat. Gelingt dieser Schritt, so wird auch persönliches Wachstum möglich (Calhoun & Tedeschi, 2006).

Eine Trauer kann, wie grundsätzlich jedes kritisches Lebensereignis, lang andauernde Veränderungen im Erleben und Verhalten eines Menschen bewirken. Für therapeutisch tätige Personen ist es wichtig, die vielen möglichen (normalen) Auswirkungen eines Verlusterlebens möglichst gut zu kennen. Die meisten Menschen verarbeiten den Verlust eines nahestehenden Menschen gut. Aus diesem Grund sind „flächendeckende Maßnahmen" ungeeignet, den Trauerprozess positiv zu beeinflussen. Ein solches Angebot schadet unter Umständen mehr als es nützt. Neimeyer (2000) berichtet, dass 38 % aller Teilnehmer von Trauerberatungen nicht nur keinen Nutzen daraus ziehen, sondern sich in ihrem Befinden sogar verschlechtern. Gegenüber einer geschätzten Zahl von 5 % Verschlechterungen der Symptomatik durch Psychotherapie bei allgemeinen psychischen Problemen würde dies einer Versiebenfachung des Risikos entsprechen.

## 5.1 Persönliches Wachstum

Viele Personen berichten, nach einem kritischen Lebensereignis persönlich gereift zu sein. Verbunden ist dieser Aspekt der Selbstwahrnehmung mit einem erhöhten Selbstwirksamkeitsgefühl und sehr oft mit einer verbesserten Fähigkeit, mit den Anforderungen aus der Umwelt besser zurechtzukommen.

## *Transformation und Entwicklung*

**Die Trauer kann uns zu reiferen Persönlichkeiten machen**

Zur Trauer kann die Empfindung kommen, durch das Ereignis, so schlimm es auch ist, persönlich weitergekommen zu sein. Diese Entwicklung geschieht nicht glatt und widerspruchsfrei; als Ergebnis kann sie einer Person zu einem veränderten, reiferen Selbstbild führen. In einer Untersuchung zur elterlichen Reaktion auf den Tod eines Kindes berichtete rund ein Drittel aller Eltern, in gewissen Bereichen persönlich gewachsen zu sein. Dieser Eindruck war statistisch weitgehend unabhängig vom Wohlbefinden und der psychischen Belastung (Znoj, 2008a; Znoj & Keller, 2002).

Ein konstruktivistischer Aspekt der Bedeutungsfindung wird von Neimeyer (2001) in der therapeutischen Arbeit mit Trauernden postuliert. Ausgehend von empirischen Befunden, dass etwa 70 % bis 80 % aller Trauernden einen Sinn suchen, wird hier ein Motiv postuliert, das Trauernden erlaubt, über den Verlust hinaus für sich selbst eine neue und möglicherweise reichere Weltsicht zu gestalten.

**Beispiel: Frau, Mitte Dreißig, 14 Monate nach dem Verlust des Ehemanns**

Also ich habe mich stark verändert, seit er gestorben ist. In der ersten Zeit nach seinem Tod lernte ich, Hilfe zu akzeptieren. Ich erhielt wirklich unglaublich viel Liebe und Hilfe von allen möglichen Leuten, von denen ich nicht mal gewusst habe, dass sie existieren. Und es war immer schwierig für mich, Hilfe zu akzeptieren, doch als mein Mann starb, musste ich einfach die Hilfe annehmen, es ging gar nicht ohne. (...). Und es half mir, anderen Menschen auch zu geben und das verbessert einfach die Beziehung zu anderen Menschen, und so bin ich eine freigiebigere Person geworden, seit mein Mann verstorben ist; ich kann auch besser meine Hilfe anbieten und ich weiß, wie gut sich das anfühlt. (...). Und ich denke, dass ich weitaus offener bin als früher, sowohl was ich selber möchte, wovor ich mich fürchte und auch wer ich selbst bin. Ich bleibe auch ich selbst, in Gesellschaft mit anderen, ich versuche viel weniger als früher als jemand zu erscheinen, der ich nicht bin. (...). Ja, und ich denke, dass ich wirklich stolz auf mich sein kann, dass ich das alles so gut gehandhabt habe. Eigentlich haben mich all diese Dinge davor bewahrt, dass ich völlig durchgedreht bin; ich musste den Kindern eine Mutter sein und ich musste mich auch um die finanziellen Dinge kümmern, sonst wären wir jetzt bankrott. So bin auch stolz auf mich, auch wenn ich bestimmt viele Fehler gemacht habe. (...) Und manchmal denke ich, dass ich wirklich Glück habe, eine alleinerziehende Mutter zu sein, auch wenn es eine tragische Seite hat.

Der Verlust eines nahestehenden Menschen kann Entwicklungsprozesse auf verschiedenen Ebenen anstoßen. Zuerst ist die Erkenntnis, auf andere Menschen angewiesen zu sein; das wird transformiert in eine Fähigkeit des Teilens, des Nehmens und des Gebens. Ein anderer Aspekt ist ein gestärktes Bewusstsein von sich selbst, verbunden mit einer vergrößerten sozialen und emotionalen Kompetenz. Und schließlich kann auch der Gedanke aufkommen, dass das jetzige Leben seine gute Seiten hat, auch wenn das „auf Kosten“ des verstorbenen Ehepartners geht.

**Merke:**

Als therapeutisch tätige Person sollte man sich dieser positiven Aspekte eines Verlustes bewusst sein. Taktisch kann es allerdings sehr unklug sein, trauernde Menschen damit zu „trösten“. In einer Runde trauernder Eltern haben von mir vorgebrachte Äußerungen hinsichtlich einer solchen möglichen Entwicklung teilweise heftige Empörung ausgelöst.

Die Witwe im obigen Beispiel berichtet, dass die vielen Aufgaben sie davor bewahrt hätten, verrückt zu werden; das Dosieren der emotionalen Reaktion durch konkrete Anforderungen aus der Umwelt war in diesem Fall hilfreich.

**Wachstumserfahrungen in der Trauer**

Wichtige *persönliche Veränderungen* beinhalten die Werthaltung, persönliche Ziele, wichtige Beziehungen und das gestärkte Bewusstsein der eigenen Rolle in der Welt. Beispiele solcher Veränderungen sind:
- Die Dinge haben sich in der Art und Weise, wie ich die Welt wahrnehme, dramatisch verändert.
- Ich bin toleranter geworden, ich bringe weniger gut gestellten Menschen mehr Sympathie entgegen.
- Das Wichtigste, was ich gelernt habe, ist, dass man sich auf nichts wirklich verlassen kann.

Der nächste wichtige Aspekt ist eine erhöhte Motivation, Bedeutungsvolles zu tun und zu erleben. Dies schließt auch ein, den Verlust selbst als wichtige und *bedeutungsvolle Erfahrung* zu bewerten. Beispiele dafür sind:
- Ich bin jetzt viel idealistischer als vorher und bemühe mich, meine Talente auch für benachteiligte Gruppen einzusetzen.
- In vielerlei Hinsicht habe ich jetzt ein viel stärkeres Gefühl dafür, was ich wirklich will und was ich wirklich brauche in meinem Leben oder was ich nicht brauche und mit welchen Leuten ich zusammensein oder eine Beziehung haben will.
- Ich bin mir selbst viel wichtiger und auch lieber geworden und muss nicht in den Augen von anderen gut da stehen damit ich mich selbst gut fühlen kann.

Ein weiterer Aspekt dieses persönlichen Wachstums ist das Gefühl, mehr zu können und *neue Fähigkeiten* erworben zu haben. Dies schließt ein gestärktes Selbstbewusstsein mit ein. Beispiele sind:

- Und so möchte ich letztlich ein anständiges menschliches Wesen sein und mein Leben weiterleben; ich fühle, dass ich es kann und ich bin positiv eingestellt den Dingen gegenüber, die auf mich zukommen.
- Ich muss meinen Kindern beides, Mutter und Vater zugleich sein, seit meine Frau gestorben ist, und ich denke, dass es den Kindern dabei gut geht.
- Seit mein Mann verschieden ist, war es für mich richtig hart, aber es ist nichts passiert, was ich nicht in den Griff bekommen hätte.

## *Emotionale Stabilisierung*

Die Intrusionswerte, welche die Eltern in der schon erwähnten Untersuchung zur Reaktion auf den Tod eines Kindes durchschnittlich als Stressreaktionen aufwiesen, entsprechen denen politisch Inhaftierter mit Foltererfahrungen (Znoj & Keller, 2002). Die relativ geringen Vermeidungswerte deuteten jedoch darauf hin, dass die Störung des emotionalen Systems in den meisten Fällen adaptiv verarbeitet werden konnte. Aus eigenen Untersuchungen ergaben sich Hinweise, dass ein traumatisches Ereignis die emotionale Kompetenz erhöhen kann, wenn die Auseinandersetzung mit emotionalen Inhalten nicht vermieden wird.

**Achtung: „Falsche Trauer“**

In der Trauer kann ein exzessiver Gefühlsausdruck ein maladaptives, langfristig selbst schädigendes Verhalten sein, das eine gesunde Auseinandersetzung mit dem Verlust verhindert. Aus demselben Grund sind Selbsthilfegruppen nicht bedingungslos für alle Trauernden zu empfehlen (vgl. hierzu auch die Hinweise und Adressen im Anhang, S. 94).

## *Reaktivierung gesellschaftlicher und persönlicher Normen*

Die Folgen eines Verlustes beinhalten nicht nur Veränderungen persönlicher Haltungen, sondern können zu verändertem Verhalten im Umgang mit anderen Personen oder Institutionen führen. Für die meisten Trauernden stellen solche Relativierungen vorübergehende Zustände dar, für einige können sich daraus sekundäre Probleme ergeben wie Arbeitslosigkeit (weil Termine nicht mehr ernst genommen wurden) oder soziale Isolation (weil Hilfeanbieter brüskiert wurden). Eine wirksame präventive Maßnahme ist die Vermittlung sozialer Kompetenzen durch Rollenspiele oder durch Hausaufgaben.

**Merke: Was kann realistisch erwartet werden?**

Die skizzierten Veränderungen sind Teil der allgemeinen menschlichen Erfahrung – sie können nicht erzwungen werden. Viele Trauernde lassen solche Erfahrungen nicht zu, weil sie falsche Vorstellungen von Loyalität haben oder sich in ihrer Trauer hilflos und alleingelassen fühlen. Mittels eines sokratischen Dialogs können diese Vorstellungen revidiert werden; damit wird der Weg für eine neue Entwicklung freigegeben.

## 5.2 Spiritualität und religiöse Gefühle

In der Beratung und Therapie trauernder Menschen werden religiöse Inhalte oft thematisiert. Die Frage nach dem Sinn, welche vier von fünf Personen sehr stark beschäftigt und die Frage, was „danach" kommt, motivieren die Frage nach einem größeren Sinnzusammenhalt und damit auch dem Ursprung des Lebens. Kritische Lebensereignisse können religiöse Gefühle hervorrufen. Unabhängig von einer offiziellen Religion oder religiösen Überlieferungen ergeben sich offene Fragen und spirituelle Erlebnisse, die einer Verarbeitung bedürfen. Viele psychotherapeutisch Tätige fühlen sich hier überfordert oder nicht zuständig. Dennoch sind es Fragen, die viele beschäftigen und die sich manchmal pathogen auswirken, gerade wenn man sich in den Augen Gottes versündigt zu haben glaubt oder den Verlust als Strafe betrachtet.

**Glaube und Spiritualität werden für viele Trauernde zu lebensbestimmenden Faktoren**

Menschen sind in der Periode der „Reschematisierung" als Folge des Verlustes vulnerabel und stark beeinflussbar. Dieser Umstand verunmöglicht therapeutisches Handeln nicht, zwingt aber therapeutisch tätige Personen zu besonderer Vorsicht und verpflichtet sie besonders zur Einhaltung ethischer Richtlinien. Es verpflichtet beispielsweise dazu, Hilfesuchenden die Möglichkeit zu eröffnen, spirituelle und religiöse Fragen bei entsprechend ausgebildeten Fachkräften oder Institutionen zu erörtern oder sich allenfalls selbst mit solchen Fragen seriös auseinanderzusetzen und mit den entsprechenden Stellen zusammenzuarbeiten.

# 6 Weiterführende Literatur

Rosner, R., Pfoh, G., Rojas, R., Brandstätter, M., Rossi, R., Lumbeck, G. et al. (2015). *Anhaltende Trauerstörung. Manuale für die Einzel- und Gruppentherapie*. Göttingen: Hogrefe.

Stroebe, M. S., Hannson, R. O., Strobe, W. & Schut, H. (Eds.). (2001). *Handbook of bereavement research. Consequences, coping, and care*. Washington, DC: American Psychological Assosciation.

Stroebe, M. S., Stroebe, W. & Hansson, R. O. (Eds.). (1993). *Handbook of bereavement: Theory, research, and intervention*. New York: Cambridge University Press.

Worden, J. W. (2010). *Beratung und Therapie in Trauerfällen: Ein Handbuch*. Bern: Huber.

# 7 Literatur


American Psychiatric Association – APA (2013). *Diagnostic and Statistical Manual of Mental Disorders* – DSM-5. Arlington: American Psychiatric Association. http://doi.org/10.1176/appi.books.9780890425596

American Psychiatric Association/Falkai, P. et al. (2015). *Diagnostisches und Statistisches Manual psychischer Störungen (DSM-5®)*. Göttingen: Hogrefe.

Barlow, D. (1988). *Anxiety and its disorders: The nature and treatment of anxiety and panic*. New York: Guilford.

Bonanno, G. A. & Kaltman, S. (1999). Toward an integrative perspective on bereavement. *Psychological Bulletin, 125* (6), 760–776. http://doi.org/10.1037/0033-2909.125.6.760

Bonanno, G. A. & Keltner, D. (1997). Facial expressions of emotion and the course of conjugal bereavement. *Journal of Abnormal Psychology, 106*, 126–137. http://doi.org/10.1037/0021-843X.106.1.126

Bonanno, G. A., Mihalecz, M. C. & LeJeune, J. T. (1999). The core emotion themes of conjugal loss. *Motivation and Emotion, 23* (3), 175–201. http://doi.org/10.1023/A:1021398730909

Bowlby, J. (1980). *Attachment and loss. Loss, sadness and depression* (Vol. 3). New York: Basic Books.

Brown, G. W. & Harris, T. (1986). Stressor, vulnerability and depression: A question of replication. *Psychological Medicine, 16* (4), 739–744. http://doi.org/10.1017/S0033291700011740

Bui, E., Nadal-Vicens, M. & Simon, N. M. (2012). Pharmacological approaches to the treatment of complicated grief: rationale and brief review of the literature. *Dialogues in Clinical Neuroscience, 14* (2), 149–157.

Bulman, R. J. & Wortman, C. B. (1977). Attributions of blame and coping in the „real world“: Severe accident victims react to their lot. *Journal of Personality & Social Psychology, 35* (5), 351–363. http://doi.org/10.1037/0022-3514.35.5.351

Byrne, G. & Raphael, B. (1999). Depressive symptoms and depressive episodes in recently widowed older men. *International Journal of Geriatric Psychiatry, 12*, 241–251. http://doi.org/10.1017/S1041610299005591

Calhoun, L. G., Cann, A., Tedeschi, R. G. & McMillan, J. (2000). A correlational test of the relationship between posttraumatic growth, religion, and cognitive processing. *Journal of Traumatic Stress, 13* (3), 521–527. http://doi.org/10.1023/A:1007745627077

Calhoun, L. G. & Tedeschi, R. G. (Eds.). (2006). *Handbook of posttraumatic growth*. Mahwah, NJ: Lawrence Erlbaum.

Carnelley, K. B., Wortman, C. B., Bolger, N. & Burke, C. T. (2006). The time course of grief reactions to spousal loss: Evidence from a national probability sample. *Journal of Personality and Social Psychology, 91* (3), 476–492. http://doi.org/10.1037/0022-3514.91.3.476

Caspar, F. M. (1989). *Beziehungen und Probleme verstehen. Eine Einführung in die psychotherapeutische Plananalyse*. Bern: Huber.

Champion, L. A. & Power, M. J. (1995). Social and cognitive approaches to depression: towards a new synthesis. *British Journal of Clinical Psychology, 34,* 485–503. http://doi.org/10.1111/j.2044-8260.1995.tb01484.x

Cook, A. S. & Oltjenbruns, K. A. (1998). *Dying and regrieving: Lifespan and family perspectives*. Fort Worth, TX: Harcourt & Brace.

Currier, J. M., Neimeyer, R. A. & Berman, J. S. (2008). The effectiveness of psychotherapeutic interventions for bereaved persons: A comprehensive quantitative review. *Psychological Bulletin, 134* (5), 648–661. http://doi.org/10.1037/0033-2909.134.5.648

Davis, C. G., Wortman, C. B., Lehman, D. R. & Silver, R. C. (2000). Searching for meaning in loss: Are clinical assumptions correct? *Death Studies, 24,* 497–540.

Ehlers, A. (1999). *Posttraumatische Belastungsstörung*. Göttingen: Hogrefe.

Farberow, N. L., Gallagher-Thompson, D., Gilewski, M. & Thompson, L. (1992). Changes in grief and mental health of bereaved spouses of older suicides. *Journal of Gerontology, 47* (6), 357–366. http://doi.org/10.1093/geronj/47.6.P357

Faschingbauer, T. R. (1981). *Texas revised inventory of grief manual*. Houston, TX: Honeycomb Publishing.

Faschingbauer, T. R., Zisook, S. & DeVaul, R. (1987). The Texas Revised Inventory of Grief. In S. Zisook (Ed.), *Biopsychosocial Aspects of Bereavement* (pp. 109–124). Washington, DC: American Psychiatric Press.

Fleming, T. S. & Adolf, R. (1986). Helping bereaved adolescents: Needs and responses. In C. A. Corr & J. N. McNeil (Eds.), *Adolescence and death* (pp. 97–118). New York: Springer.

Folkman, S. (2001). Revides coping theory and the process of bereavement. In M. S. Stroebe, R. O. Hannson, W. Stroebe & H. A. Schut (Eds.), *Handbook of bereavement research* (pp. 563–584). Washington, DC: American Psychological Association.

Freud, S. (1917). Trauer und Melancholie. In *Gesammelte Werke. Band 10* (S. 427–446). Frankfurt: Fischer.

Fujisawa, D., Miyashita, M., Nakajima, S., Ito, M., Kato, M. & Kim, Y. (2010). Prevalence and determinants of complicated grief in general population. *Journal of Affective Disorders, 127* (4), 786–795. http://doi.org/10.1016/j.jad.2010.06.008

Grawe, K. (1998). *Psychologische Therapie*. Göttingen: Hogrefe.

Hall, M. & Irwin, M. (2001). Physiological indices of functioning in bereavement. In M. S. Stroebe, R. O. Hannson, W. Stroebe & H. A. Schut (Eds.), *Handbook of bereavement research* (pp. 473–492). Washington, DC: American Psychological Association.

Hautzinger, M., Keller, F. & Kühner, C. (2006). *Beck Depressions-Inventar (BDI-II)*. Frankfurt/Main: Harcourt Test Services.

Hofer, H., Grosse Holtforth, M., Frischknecht, E. & Znoj, H.-J. (2010). Fostering adjustment to aquired brain injury by psychotherapeutic interventions: A preliminary study. *Applied Neuropsychology, 17,* 18–26. http://doi.org/10.1080/09084280903297842

Horowitz, M. J. (1986). *Stress response syndromes* (2nd ed.). New York: Aronson.

Horowitz, M. J., Bonnano, G. A. & Holen, A. (1993). Pathological grief: Diagnosis and explanation. *Psychosomatic Medicine, 55* (3), 260–273. http://doi.org/10.1097/00006842-199305000-00004

Horowitz, M. J., Field, N. & Fridhandler, B. (1991). *Reactions to loss inventory (questionnaire)*. San Francisco, CA: University of California.

Horowitz, M.J., Marmar, C.R., Weiss, D.S., DeWitt, K. & Rosenbaum, R. (1984). Brief psychotherapy of bereavement reactions: The relationship of process to outcome. *Archives of General Psychiatry, 41,* 438–448. http://doi.org/10.1001/archpsyc.1984.01790160024002

Horowitz, M.J., Siegel, B., Holen, A. & Bonanno, G.A. (1997). Diagnostic criteria for complicated grief disorder. *American Journal of Psychiatry, 154* (7), 904–910.

Jacobs, S. (1999). *Traumatic grief. Diagnosis, treatment, and prevention*. Philadelphia, PA: Brunner/Mazel.

Jacobs, S.C., Hansen, F., Kasl, S., Ostfeld, A., Berkman, L. & Kim, K. (1990). Anxiety disorders during acute bereavement: risk and risk factors. *Journal of Clinical Psychiatry, 51* (7), 269–274.

Jacobs, S. & Prigerson, H. (2000). Psychotherapy of traumatic grief: A review of evidence for psychotherapeutic treatments. *Death Studies, 24* (6), 479–495.

Janoff-Bulman, R. (1992). *Shattered assumptions: Towards a new psychology of trauma*. New York: Free Press.

Kavanagh, D.J. (1990). Towards a cognitive-behavioural intervention for adult grief reactions. *British Journal of Psychiatry, 157,* 373–383. http://doi.org/10.1192/bjp.157.3.373

Kersting, A., Brähler, E., Glaesmer, H. & Wagner, B. (2011). Prevalence of complicated grief in a representative population-based sample. *Journal of Affective Disorders, 131,* 339–343. http://doi.org/10.1016/j.jad.2010.11.032

Keyl, P.M. & Eaton, W.W. (1990). Risk factors for the onset of panic disorders and other panic attacks in a prospective, population-based study. *American Journal of Epidemiology, 131* (2), 301–311.

Kim, K. & Jacobs, S.C. (1991). Pathological grief and its relationship to other psychiatric disorders. *Journal of Affective Disorders, 21,* 257–263. http://doi.org/10.1016/0165-0327(91)90005-D

Kiresuk, T. & Lund, S.H. (1979). Goal attainment scaling: Research, evaluation, and utilization. In H.C. Shulberg & F. Baker (Eds.), *Program evaluation in the health fields* (Vol. 2, pp. 214–237). New York: Human Science.

Kleber, R.J. & Brom, D. (1987). Psychotherapy and pathological grief controlled outcome study. *Israel Journal of Psychiatry & Related Sciences, 24* (1–2), 99–109.

Lindemann, E. (1944). Symptomatology and management of acute grief. *American Journal of Psychiatry, 101,* 141–148. http://doi.org/10.1176/ajp.101.2.141

Lumbeck, G., Brandstätter, M. & Geissner, E. (2012). Erstvalidierung der deutschen Version des „Inventory of Complicated Grief" (ICG-D). *Zeitschrift für Klinische Psychologie und Psychotherapie, 41,* 243–248. doi:10.1026/1616–3443/a000172

Maercker, A., Brewin, C.R., Bryant, R.A., Cloitre, M., van Ommeren, M., Jones, L.M. et al. (2013). Diagnosis and classification of disorders specifically associated with stress: Proposals for ICD-11. *World Psychiatry, 12* (3), 198–206. http://doi.org/10.1002/wps.20057

Maercker, A. & Schützwohl, M. (1998). Erfassung von psychischen Belastungsfolgen: Die Impact of Event Skala – revidierte Version (IES-R). *Diagnostica, 44* (3), 130–141.

Maercker, A. & Znoj, H. (2010). The younger sibling of PTSD: similarities and differences between complicated grief and posttraumatic stress disorder. *European Journal of Psychotraumatology, 1,* 5558. http://doi.org/10.3402/ejpt.v1i0.5558

Margraf, J., Schneider, S. & Ehlers, A. (1994). *Diagnostisches Interview bei psychischen Störungen: DIPS* (2 Aufl.). Berlin: Springer. http://doi.org/10.1007/978-3-662-06753-6

Mawson, D., Marks, I.M., Ramm, L. & Stern, R.S. (1981). Guided mourning for morbid grief: A controlled study. *British Journal of Psychiatry, 138,* 185–193. http://doi.org/10.1192/bjp.138.3.185

McKinney, W.T. (1986). Primate separation studies: Relevance to bereavement. *Psychiatric Annals, 16* (5), 281–287. http://doi.org/10.3928/0048-5713-19860501-07

Meshot, C.M. & Leitner, L.M. (1992). Adolescent mourning and parental death. *Omega: Journal of Death & Dying, 26* (4), 287–299. http://doi.org/10.2190/CHE4-F4ND-QY8C-J2Y5

Miller, M.D., Ellen, F., Cornes, C., Imber, S.D., Anderson, B., Ehrenpreis, L. et al. (1994). Applying interpersonal psychotherapy to bereaved-related depression following loss of a spouse in late life. *Journal of Psychotherapy Practice and Research, 3,* 149–162.

Neimeyer, R.A. (1998). *Lessons of loss. A guide to coping*. New York: McGraw-Hill.

Neimeyer, R.A. (2000). Searching for the meaning of meaning: Grief therapy and the process of reconstruction. *Death Studies, 24,* 541–558. http://doi.org/10.1080/07481180050121480

Neimeyer, R.A. (2001). *Meaning reconstruction and the experience of loss*. Washington, DC: American Psychological Association. http://doi.org/10.1037/10397-000

Newson, R.S., Boelen, P.A., Hek, K., Hofman, A. & Tiemeier, A. (2011). The prevalence and characteristics of complicated grief in older adults. *Journal of Affective Disorders, 132,* 231–238. http://doi.org/10.1016/j.jad.2011.02.021

Oltjenbruns, K.A. (2001). Development context of childhood: Grief and regrief phenomena. In M.S. Stroebe, R.O. Hannson, W. Stroebe & H.A. Schut (Eds.), *Handbook of bereavement research* (pp. 169–198). Washington, DC: American Psychological Press.

Plaschy, A. (1999). *Sinnvolle Neuorientierung und persönliches Wachstum nach dem Verlust eines Kindes.* Lizentiatsarbeit, Universität Bern.

Prigerson, H.G., Horowitz, M.J., Jacobs, S.C., Parkes, C.M., Aslan, M., Goodkin, K. et al. (2009). Prolonged grief disorder: Psychometric validation of criteria proposed for DSM-V and ICD-11. *PLOS Medicine, 6* (8), 1–12. e1000121. doi:10.1371/journal.pmed.1000121

Prigerson, H.G., Maciejewski, P.K., Newsom, J., Reynolds, C.F.I., Frank, E., Bierhals, E.J. et al. (1995). The inventory of complicated grief: a scale to measure certain maladaptive symptoms of loss. *Psychiatric Research, 59,* 65–79. http://doi.org/10.1016/0165-1781(95)02757-2

Ramsay, R.W. (1977). Behavioural approaches to bereavement. *Behavior Research & Therapy, 15,* 131–135.

Raphael, B., Minkov, C. & Dobson, M. (2001). Psychotherapeutic and pharmacological intervention for bereaved persons. In M.S. Stroebe, R.O. Hannson, W. Stroebe & H.A. Schut (Eds.), *Handbook of bereavement research* (pp. 587–612). Washington, DC: American Psychological Asssociation. http://doi.org/10.1037/10436-025

Richards, J.M. & Gross, J.J. (2000). Emotion regulation and memory: The cognitive costs of keeping one's cool. *Journal of Personality and Social Psychology, 79* (3), 410–424. http://doi.org/10.1037/0022-3514.79.3.410

Robinaugh, D.J., LeBlanc, N.J., Vuletich, H.A. & McNally, R.J. (2014). Network analysis of persistent complex bereavement disorder in conjugally bereaved adults. *Journal of Abnormal Psychology, 123* (3), 510–522. http://doi.org/10.1037/abn0000002

Rosner, R., Pfoh, G. & Kotoucova, M. (2011). Treatment of complicated grief. *European Journal of Psychotraumatology, 2,* 7995. http://doi.org/10.3402/ejpt.v2i0.7995

Schut, H.A., Stroebe, M.S., van den Bout, I. & Terheggen, M. (2001). The efficacy of bereavement interventions: Determining who benefits. In M.S. Stroebe, R.O. Hannson & H.A. Schut (Eds.), *Handbook of bereavement research* (pp. 705–738). Washington, DC: American Psychological Association.

Shear, M.K., Frank, E., Foa, E., Cherry, C., Reynolds, C.F., Vander Bilt, J. & Masters, S. (2001). Traumatic grief treatment: A pilot study. *American Journal of Psychiatry, 158,* 1506–1508. http://doi.org/10.1176/appi.ajp.158.9.1506

Shear, M.K., Frank, E., Houck, P.R. & Reynolds, C.F. (2005). Treatment of complicated grief. A randomized controlled trial. *Journal of the American Medical Association, 293* (21), 2601–2608. http://doi.org/10.1001/jama.293.21.2601

Silverman, P.R., Nickman, S.L. & Worden, W. (1992). Detachment revisited: The child's reconstruction of a dead parent. *American Journal of Orthopsychiatry, 62,* 93–104. http://doi.org/10.1037/h0079304

Simon, N.M., Shear, K.M., Thompson, E.H., Zalta, A.K., Perlman, C., Reynolds, C.F. et al. (2007). The prevalence and correlates of psychiatric comorbidity in individuals with complicated grief. *Comprehensive Psychiatry, 48,* 395–399. http://doi.org/10.1016/j.comppsych.2007.05.002

Sireling, L., Cohen, D. & Marks, I. (1988). Guided mourning for morbid grief: A controlled replication. *Behavior Therapy, 19,* 121–132. http://doi.org/10.1016/S0005-7894(88)80036-4

Stroebe, M.S., Hannson, R.O., Strobe, W. & Schut, H. (Eds.). (2001). *Handbook of bereavement research. Consequences, coping, and care* (1st ed.). Washington, DC: American Psychological Assosciation.

Stroebe, M.S. & Schut, H.A. (1999). The dual process model of coping with bereavement: Rationale and description. *Death Studies, 23,* 197–224. http://doi.org/10.1080/074811899201046

Stroebe, M.S. & Schut, H.A. (2001). Model of coping with bereavement. In M.S. Stroebe, R.O. Hannson, W. Stroebe & H.A. Schut (Eds.), *Handbook of bereavement research* (pp. 375–404). Washington, DC: American Psychological Association.

Stroebe, M., Schut, H. & Stroebe, W. (2007). Health outcomes of bereavement. *Lancet, 370,* 1960–1973. http://doi.org/10.1016/S0140-6736(07)61816-9

Stroebe, W., Stroebe, M.S. & Domittner, G. (1988). Individual and situational differences in recovery from bereavement: A risk group identified. *Journal of Social Issues, 44,* 143–158. http://doi.org/10.1111/j.1540-4560.1988.tb02082.x

Sung, S.C., Dryman, M.T., Marks, E., Shear, M.K., Ghesquiere, A., Fava, M. & Simon, N.M. (2011). Complicated grief among individuals with major depression: Prevalence, comorbidity, and associated features. *Journal of Affective Disorders, 134,* 453–458. http://doi.org/10.1016/j.jad.2011.05.017

Tonkins, S.A.M. & Lambert, M.J. (1996). A treatment outcome study of bereavement groups for children. *Child and Adolescent Social Work Journal, 13,* 3–21. http://doi.org/10.1007/BF01876592

Videka-Sherman, L. & Lieberman, M. (1985). The effects of self-help and psychotherapy intervention on child loss: the limits of recovery. *American Journal of Orthopsychiatry, 55* (1), 70–82. http://doi.org/10.1111/j.1939-0025.1985.tb03422.x

Wagner, B., Knaevelsrud, C. & Maercker, A. (2006). Internet-based cognitive-behavioral therapy for complicated grief: A randomized controlled trial. *Death Studies, 30,* 429–453. http://doi.org/10.1080/07481180600614385

Wagner, B. & Maercker, A. (2007). A 1.5-year follow-up of an internet-based intervention for complicated grief. *Journal of Traumatic Stress, 20* (4), 625–629.

Wegner, D.M., Erber, R. & Zanakos, S. (1993). Ironic processes in the mental control of mood and mood-related thought. *Journal of Personality and Social Psychology, 65* (6), 1093–1104. http://doi.org/10.1037/0022-3514.65.6.1093

Wittchen, H.-U., Zaudig, M. & Fydrich, T. (1997). *SKID. Strukturiertes Klinisches Interview für DSM-IV, Achse I, deutsche Version*. Göttingen: Hogrefe.

Wittkowski, J. (2013). *WÜTI* – Würzburger Trauerinventar mehrdimensionaler Erfassung des Verlusterlebens. Göttingen: Hogrefe.

Worden, J. W. (1986). *Beratung und Therapie in Trauerfällen*. Bern: Huber.
Wortman, C. B. & Cohen Silver, R. (2001). The myths of coping with loss revisited. In M. S. Strobe, R. O. Hannson, W. Stroebe & H. Schut (Eds.), *Handbook of bereavemt research* (pp. 405–430). Washington, DC: American Psychological Association.
Zisook, S., Chentsova-Dutton, Y. & Shuchter, S. R. (1998). PTSD following bereavement. *Annals of Clinical Psychiatry, 10* (4), 157–163. http://doi.org/10.3109/10401239809147032
Zisook, S. & Schuchter, S. R. (1986). The first four years of widowhood. *Psychiatric Annals, 16* (5), 288–294. http://doi.org/10.3928/0048-5713-19860501-08
Zisook, S., Schuchter, S. R., Sledge, P. A., Paulus, M. & Judd, L. L. (1994). The spectrum of depressive phenomena after spousal bereavement. *Journal of Clinical Psychiatry, 55* (Suppl. 4), 29–36.
Znoj, H. (2006). Bereavement and posttraumatic growth. In L. Calhoun & R. Tedeschi (Eds.), *The Handbook of posttraumatic growth: Research and practice* (pp. 176–196). Mahwah, NJ: Lawrence Erlbaum.
Znoj, H. J. (2008a). *Regulation emotionaler Prozesse in Psychotherapie und Verhaltensmedizin*. Bern: Peter Lang.
Znoj, H. J. (2008b). Texas-Revised Inventory of Grief: Validierung der deutschen Version TRIG-D (Texas-Revised Inventory of Grief: Validation of the German version TRIG-D). *Psychosomatik und Konsiliarpsychiatrie, 4,* 236–239.
Znoj, H. J. & Keller, D. (2002). Mourning parents: Considering safeguards and their relation to health. *Death Studies, 26* (7), 545–565. http://doi.org/10.1080/074811802760191708

# Anhang

## Beratungsangebote und Selbsthilfegruppen

Auf dem freien „Psychomarkt“ gibt eine Vielzahl von Angeboten und Begleitgruppen, die man allerdings nicht unbedingt empfehlen kann. Selbsthilfegruppen sind aus denselben Gründen nicht universal zu empfehlen. In einer individualisierten multikulturellen Gesellschaft fallen jedoch viele traditionelle Angebote weg. Entsprechend werden viele Bedürfnisse nicht mehr befriedigt, die zu anderen Zeiten von Kirche oder religiösen Gemeinschaften abgedeckt wurden. Die Frage des Nutzens kann deshalb nicht allein von der Wirksamkeit therapeutischer oder beraterischer Maßnahmen bezüglich des Wohlbefindens oder der relativen Symptomfreiheit beurteilt werden. Dennoch ergibt sich für Anbieter zumindest die ethische Pflicht, ihre Angebote hinsichtlich dieser Kriterien zu überprüfen.

Für Eltern, die ein Kind verloren haben, existiert in der Schweiz und in vielen westlichen Ländern der „Regenbogen“ – eine Selbsthilfeorganisation ohne therapeutische Leitung. Zahlreiche weitere Angebote finden sich im Internet oder in Verzeichnissen von Hilfsorganisationen. Die folgende Auswahl ist unvollständig, soll aber Hilfesuchenden oder therapeutisch tätigen Personen einen ersten Einstieg ermöglichen. Die Angebote sind teilweise aus eigener Betroffenheit entstanden und könnten unter Umständen anderen Trauernden sogar mehr schaden als nutzen. Es lassen sich aber viele Hinweise finden, die in bestimmten Situationen weiterhelfen können und sie stellen ein Forum dar, in dem Trauernde unter sich Erfahrungen austauschen können.

- *www.agus-selbsthilfe.de*
  Die Lehrerin Emmy Meixner-Wülker gründete 1989 die erste Selbsthilfegruppe für Angehörige nach einem Suizid, die AGUS-Initiative. Die Seite hat verschiedene Angebote zu zahlreichen Themen, Regionalgruppen. Sie bietet auch Links zu anderen Selbsthilfeorganisation zur Suizidprophylaxe und zu weiteren Theman wie Depression oder Trauer.
- *www.geps-rp-saar.de/*
  Die Homepage wird geführt vom Verein „Gemeinsame Elterninitiative Plötzlicher Säuglingstod“ (GEPS). Zweck des Vereins ist die Betreuung vom Plötzlichen Säuglingstod betroffener Eltern und die Anregung und Unterstützung von Vorhaben zur Erforschung der Ursachen des Plötzlichen Säuglingstodes, sowie der Früherkennung gefährdeter Säuglinge in Rheinland-Pfalz und im Saarland. Die Homepage vermittelt nützliche Informationen zum Thema Plötzlicher Säuglingstod.
- *www.hospiz-aktuell.de*
  Die Zentrale Anlaufstelle Hospiz in Berlin (ZAH) ist eine Anlaufstelle für alle Menschen, die im Zusammenhang mit Sterben, Tod oder Trauer Fragen haben oder Orientierung benötigen. Sie wird getragen vom Union-

hilfswerk. Die Seite bietet Informationen zu stationären und ambulanten Hospizdiensten und palliativen Diensten sowie Trauerangeboten. Darüber hinaus werden Informationen über Weiterbildungsangebote zu Hospizthemen und Ankündigungen zu regionalen Veranstaltungen rund um das Thema Hospiz und Palliativ publiziert.

- *www.nicolaidis-youngwings.de*
  Die Nicolaidis Stiftung (e.V. für verwitwete Mütter und Väter) wurde 1998 von Martina Nicolaidis aus eigener Betroffenheit gegründet. Die Stiftung hat es sich zur Aufgabe gemacht, junge Witwen und Witwer und deren Kinder zu unterstützen. Betroffene haben die Möglichkeit, sich mit anderen Betroffen auszutauschen, dabei ist die Zusammenarbeit mit Fachleuten gewährleistet. Die Stiftung kooperiert mit anderen Stiftungen, Therapeuten, Universitätseinrichtungen, Anwälten, Steuerberatern, Schuldnerberatern etc. Damit bietet die Stiftung seelische, soziale, finanzielle und praktische Unterstützung.
- *www.verwitwet.de*
  (Selbsthilfeinitiative durch Oliver Scheithe). Am 27. Oktober 2001 wurde der gemeinnützige Verein „verwitwet.de e.V". gegründet. Getragen wird der Verein durch Betroffene, die ebenfalls die Homepage unterhalten. Verwitwet.de versteht sich als Internetgemeinschaft für alle, die ihren Lebenspartner in jungen Jahren verloren haben. Die Seite bietet Informationen rund um die Trauer (Bücherlisten), ein Austauschforum und die Mitglieder haben die Möglichkeit, ihre eigene Geschichte zu veröffentlichen.
- *www.selbsthilfeschweiz.ch*
  Die Stiftung Selbsthilfeschweiz (ursprünglich Stiftung Kosch) versteht sich als Dachverband und vertritt 19 regionale Selbsthilfezentren. Ihr Angebot umfasst auch Sebsthilfegruppen um das Thema Tod, Trauer und Trennung. Sie ist politisch und konfessionell neutral.
- *www.verein-aurora.ch*
  Der Verein AURORA ist Informations- und Kontaktstelle für Verwitwete. Er versteht sich als Lobby für verwitwete Mütter und Väter und ihre minderjährigen Kinder. Die Seite bietet ein Forum für Betroffene, der Verein selbst bietet Aktivitäten und Seminare an, versteht sich aber nicht als Selbsthilfegruppe. Der Verein ist politisch und konfessionell neutral.
- *www.verein-regenbogen.ch*
  Pfarrer Simon Stephens in England gründete im Jahr 1969 unter dem Namen „The Compassionate Friends" (TCF) die erste Selbsthilfegruppe von Eltern, die um ein verstorbenes Kind trauern. In Anlehnung an das Vorbild entstand im Juni 1989 der Verein Regenbogen Schweiz, eine Selbsthilfevereinigung von Eltern, die um ein verstorbenes Kind trauern. Der Verein bietet zahlreiche Aktivitäten und Seminare an, die Homepage bietet Information zum Thema Kindstod sowie Adressen von Regionalgruppen.

| **Deutschsprachige Version des „Texas Revised Inventory of Grief“ (TRIG-D)**[1] | |
|---|---|
| Beantworten Sie die folgenden Fragen, indem sie diejenigen Ziffern markieren, die am besten wiedergeben, wie Sie sich zurzeit fühlen, wenn Sie an den Tod von _______________ denken<br>Markieren Sie bitte diejenige Zahl, die nach der folgenden Skala am besten für Sie zutrifft.<br><br>trifft zu — trifft eher zu — unentschieden — trifft eher nicht zu — trifft nicht zu<br>1 ---------------- 2 ----------------- 3 ------------------- 4 ------------------- 5 | |
| 1. Ich weine immer noch, wenn ich an die verstorbene Person denke. | 1 2 3 4 5 |
| 2. Ich rege mich immer noch auf, wenn ich an die verstorbene Person denke. | 1 2 3 4 5 |
| 3. Ich kann den Tod dieser Person nicht akzeptieren. | 1 2 3 4 5 |
| 4. Manchmal vermisse ich die verstorbene Person sehr stark. | 1 2 3 4 5 |
| 5. Sogar jetzt tut es noch sehr weh, wenn ich mich an die verstorbene Person erinnere. | 1 2 3 4 5 |
| 6. Ich denke oft an die verstorbene Person. | 1 2 3 4 5 |
| 7. Ich versuche meine Tränen zu verstecken, wenn ich an die verstorbene Person denke. | 1 2 3 4 5 |
| 8. Niemand kann die Person ersetzen, die gestorben ist. | 1 2 3 4 5 |
| 9. Ich kann es nicht verhindern, dass ich immer wieder an die verstorbene Person denken muss. | 1 2 3 4 5 |
| 10. Ich empfinde es als ungerecht, dass diese Person sterben musste. | 1 2 3 4 5 |
| 11. Dinge und Menschen erinnern mich immer noch an die verstorbene Person. | 1 2 3 4 5 |
| 12. Ich bringe es nicht fertig, den Tod der verstorbenen Person zu akzeptieren. | 1 2 3 4 5 |
| 13. Manchmal habe ich immer noch das Bedürfnis um die verstorbene Person zu weinen. | 1 2 3 4 5 |
| 14. Ich fühle mich für den Tod der verstorbenen Person mit verantwortlich. | 1 2 3 4 5 |
| 15. Ich habe starke Schuldgefühle, wenn ich an die verstorbene Person denke. | 1 2 3 4 5 |
| 16. Im Zusammenhang mit dem Tod der verstorbenen Person empfinde ich immer noch starke Wut. | 1 2 3 4 5 |

1 © Faschingbauer (1981), Faschingbauer et al. (1987). Dt. Version von Znoj (2008b). Abdruck erfolgt mit Genehmigung der Autoren.

| Inventar Komplizierter Trauer – Deutschsprachige Version des „Inventory of Complicated Grief" (ICG-D)[2] | | | | | |
|---|---|---|---|---|---|
| Kreuzen Sie bitte bei jeder Feststellung die Zahl an, die Ihre jetzige Lage am besten beschreibt. Bitte lassen Sie keine Zeile aus.<br><br>„0" bedeutet „nie"<br>„1" bedeutet „selten"<br>„2" bedeutet „manchmal"<br>„3" bedeutet „häufig" und<br>„4" bedeutet „immer" | **nie** | **selten** | **manchmal** | **häufig** | **immer** |
| | Bitte die zutreffende Zahl ankreuzen | | | | |
| 1. Ich bin so in Gedanken bei der verstorbenen Person, dass es mir schwerfällt, Dinge zu tun, die ich normalerweise tue. | 0 | 1 | 2 | 3 | 4 |
| 2. Erinnerungen an die verstorbene Person wühlen mich auf. | 0 | 1 | 2 | 3 | 4 |
| 3. Ich habe das Gefühl, dass ich seinen/ihren Tod nicht annehmen kann. | 0 | 1 | 2 | 3 | 4 |
| 4. Ich sehne mich nach der verstorbenen Person. | 0 | 1 | 2 | 3 | 4 |
| 5. Ich fühle mich von Plätzen und Dingen angezogen, die mit der verstorbenen Person in Verbindung stehen. | 0 | 1 | 2 | 3 | 4 |
| 6. Ich kann nicht anders, als wütend zu sein über seinen/ihren Tod. | 0 | 1 | 2 | 3 | 4 |
| 7. Ich will noch immer nicht wahrhaben, was passiert ist. | 0 | 1 | 2 | 3 | 4 |
| 8. Ich fühle mich wie betäubt wegen dem, was passiert ist. | 0 | 1 | 2 | 3 | 4 |
| 9. Seitdem er/sie gestorben ist, fällt es mir schwer, Menschen zu vertrauen. | 0 | 1 | 2 | 3 | 4 |
| 10. Seitdem er/sie gestorben ist, fühle ich mich von Menschen, die mir etwas bedeuten, entfremdet. | 0 | 1 | 2 | 3 | 4 |
| 11. Ich habe Schmerzen oder Beschwerden an den gleichen Körperstellen wie die verstorbene Person. | 0 | 1 | 2 | 3 | 4 |
| 12. Ich bemühe mich sehr, Erinnerungen an die verstorbene Person zu vermeiden. | 0 | 1 | 2 | 3 | 4 |
| 13. Ich habe das Gefühl, dass das Leben ohne die verstorbene Person bedeutungslos ist. | 0 | 1 | 2 | 3 | 4 |
| 14. Ich höre seine/ihre Stimme zu mir sprechen. | 0 | 1 | 2 | 3 | 4 |
| 15. Ich sehe die verstorbene Person bildlich vor mir. | 0 | 1 | 2 | 3 | 4 |
| 16. Ich habe das Gefühl, dass es ungerecht ist, dass *ich* lebe, aber *er/sie* gestorben ist. | 0 | 1 | 2 | 3 | 4 |
| 17. Ich bin verbittert über seinen/ihren Tod. | 0 | 1 | 2 | 3 | 4 |
| 18. Ich bin neidisch auf andere, die keine nahestehende Person verloren haben. | 0 | 1 | 2 | 3 | 4 |
| 19. Ich fühle mich einsam, seitdem er/sie gestorben ist. | 0 | 1 | 2 | 3 | 4 |

2 © Prigerson et al. (1995, 2009). Dt. Version von E. Geissner und M. Brandstätter; Lumbeck, Brandstätter und Geissner (2012). Abdruck erfolgt mit Genehmigung der Autoren.

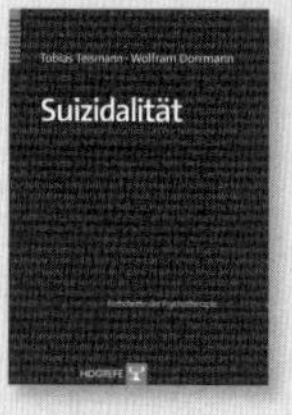


Tobias Teismann
Wolfram Dorrmann

**Suizidalität**

(Reihe: „Fortschritte der Psychotherapie", Band 54)
2014, VI/92 Seiten,
€ 19,95 / CHF 28,50
ISBN 978-3-8017-2436-8
Auch als E-Book erhältlich

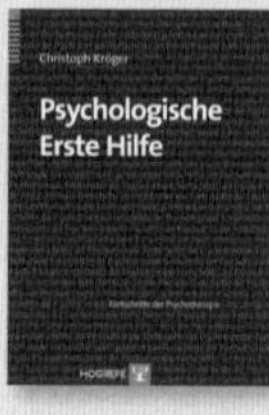


Christoph Kröger

**Psychologische Erste Hilfe**

(Reihe: „Fortschritte der Psychotherapie", Band 51)
2013, VIII/100 Seiten,
€ 19,95 / CHF 28,50
ISBN 978-3-8017-2286-9
Auch als E-Book erhältlich

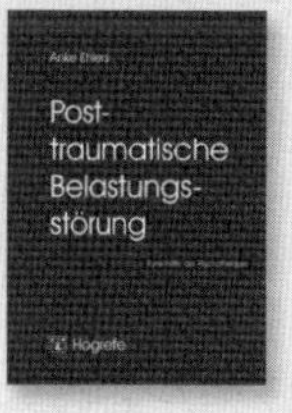


Anke Ehlers

**Posttraumatische Belastungsstörung**

(Reihe: „Fortschritte der Psychotherapie", Band 8).
1999, VII/99 Seiten,
€ 19,95 / CHF 28,50
ISBN 978-3-8017-0797-2

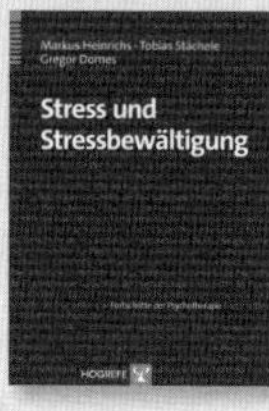


Markus Heinrichs / Tobias Stächele
Gregor Domes

**Stress und Stressbewältigung**

(Reihe: „Fortschritte der Psychotherapie", Band 58)
2015, VII/101 Seiten,
€ 19,95 / CHF 28,50
ISBN 978-3-8017-2252-4
Auch als E-Book erhältlich

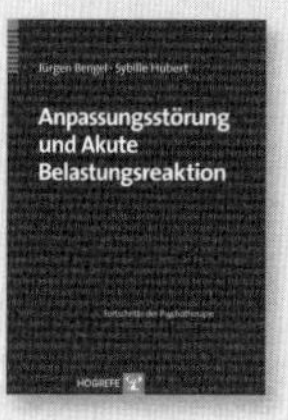


Jürgen Bengel / Sybille Hubert

**Anpassungsstörung und Akute Belastungsreaktion**

(Reihe: „Fortschritte der Psychotherapie", Band 39)
2010, VI/113 Seiten,
€ 19,95 / CHF 28,50
ISBN 978-3-8017-1622-6
Auch als E-Book erhältlich

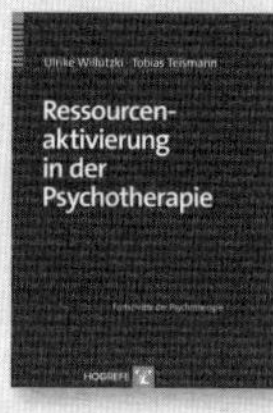


Ulrike Willutzki / Tobias Teismann

**Ressourcenaktivierung in der Psychotherapie**

(Reihe: „Fortschritte der Psychotherapie", Band 52)
2013, VI/95 Seiten,
€ 19,95 / CHF 28,50
ISBN 978-3-8017-2130-5
Auch als E-Book erhältlich

## Zur Fortsetzung bestellen:

Bestellen Sie jetzt die Reihe Fortschritte der Psychotherapie zur Fortsetzung und Sie erhalten alle Bände automatisch nach Erscheinen zum günstigen Fortsetzungspreis von je € 15,95 / CHF 22,90. Sie sparen 20% gegenüber den Einzelpreisen von je € 19,95 / CHF 28,50.

## Exklusiv für Abonnenten!

Im Fortschritte-Download Bereich stellt der Hogrefe Verlag die kompletten Materialsammlungen der einzelnen Bände zum Download zur Verfügung.

www.hogrefe.de

hogrefe